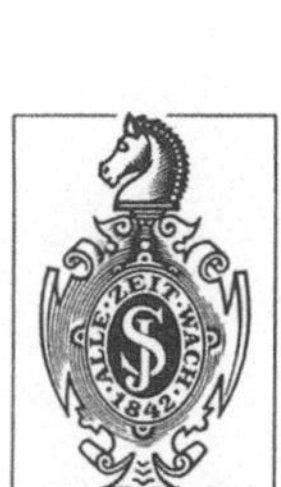
ALLE ZEIT WACH
1842

Aktueller Stand der Thrombolysetherapie

Herausgegeben von
J. van de Loo und F. Asbeck

Mit Beiträgen von
H. Arnesen, F. Asbeck, F. Bachmann, D. Collen,
K.-D. Grosser, R. Schröder, W. Theiss

Mit 6 Abbildungen und 16 Tabellen

Springer-Verlag
Berlin Heidelberg New York Tokyo

Professor Dr. J. van de Loo
Medizinische Klinik und Poliklinik der Universität
Albert-Schweitzer-Str. 33
4400 Münster

Professor Dr. F. Asbeck
1. Medizinische Klinik des
Städtischen Krankenhauses
Metzstr. 53–57
2300 Kiel

CIP-Kurztitelaufnahme der Deutschen Bibliothek
Aktueller Stand der Thrombolysetherapie / hrsg. von J. van de Loo u. F. Asbeck. – Berlin ; Heidelberg ; New York ; Tokyo : Springer, 1985.

ISBN-13: 978-3-540-15076-3 e-ISBN-13: 978-3-642-70206-8
DOI: 10.1007/978-3-642-70206-8

NE: Loo, Jürgen van de [Hrsg.]

Fotosatz: Graphischer Betrieb Konrad Triltsch, Würzburg
2127/3020-543210

Vorwort

Die Entwicklung neuer thrombolytisch wirksamer Medikamente einerseits und ein rascher, auch technologisch bedingter Fortschritt moderner Gefäßchirurgie andererseits sind notwendige Gründe, um den Wert der medikamentösen Thrombolyse erneut abzufragen. Der potentielle Nutzen der Wiedereröffnung eines thrombotisch verschlossenen Gefäßes muß in einem vertretbaren Verhältnis zu den potentiellen Gefahren des Verfahrens stehen. Dabei hat sich gezeigt, daß die angiographisch erwiesene Wiedereröffnung eines Gefäßes u.U. nur ein vorübergehender Teilerfolg ist und in die Beurteilung des Verfahrens unbedingt der langfristige Nutzen, etwa die Häufigkeit postthrombotischer Syndrome oder die Letalität nach Herzinfarkt, mit einbezogen werden müssen. Unerläßlich ist darüber hinaus die Analyse der Komplikationen.

Dieser Aufgabe hat sich eine Gruppe der auf diesem Gebiete erfahrensten europäischen Kliniker gestellt und beim Deutschen Hämatologen-Kongreß 1983 in Münster in Vorträgen und einem langfristig vorbereiteten Tischgespräch eine kritische Analyse der derzeitigen Situation gegeben. Vielleicht stellt dieses Buch eine Art abschließender Wertung der ersten Generation von Thrombolytika – Streptokinase, Urokinase – dar, wo die zweite Generation – Gewebe-Aktivatoren des fibrinolytischen Systems – eben in die klinische Erprobung eingeführt werden.

Die Herausgeber sind den Autoren für die konzise und kritische Darstellung ihrer Themen zu Dank verpflichtet.

J. van de Loo und F. Asbeck

Liste der Beitragsautoren

H. Arnesen
Department of Internal Medicine, Red Cross Hospital, Frederick Stangs Gate 11–13, Oslo 2, Norway

F. Asbeck
1. Medizinische Klinik des Städtischen Krankenhauses, Metzstr. 53–57, D-2300 Kiel, FRG

F. Bachmann
Laboratoire Central d'Hématologie, Centre Universitaire Vaudois, CH-1011 Lausanne, Switzerland

D. Collen
Center for Thrombosis and Vascular Research, Department of Medical Research, K. U. Leuven – Campus Gasthuisberg, Herestraat 49, B-3000 Leuven, Belgium

K.-D. Grosser
Städtische Krankenanstalten Krefeld, D-4150 Krefeld, FRG

B. Kirchhof
Medizinische Klinik und Poliklinik der Universität Münster, Albert-Schweitzer-Str. 33, D-4400 Münster, FRG

K. Knoch
Städtische Krankenanstalten Krefeld, D-4150 Krefeld, FRG

M. Martin
Geriatrische Klinik der Städtischen Kliniken Duisburg, Zu den Rehwiesen 9, D-4100 Duisburg, FRG

H. Niessner
I. Medizinische Universitätsklinik, Lazarettgasse 14, A-1090 Wien, Austria

R. Schröder
Klinikum Steglitz der FU Berlin, Kardiologische Abteilung, Hindenburgdamm 30, D-1000 Berlin 45, FRG

W. Theiss
I. Medizinische Klinik und Poliklinik rechts der Isar der Technischen Universität München, Ismaninger Str. 22, D-8000 München 80, FRG

R. Zimmermann
Medizinische Klinik der Universität Heidelberg, Bergheimer Str. 58, D-6900 Heidelberg, FRG

Inhaltsverzeichnis

Pathophysiologie des fibrinolytischen Systems

F. Bachmann

Als Hämatologen wissen Sie ja alle, daß intravaskuläre Fibrinablagerungen durch das Enzym Plasmin abgebaut werden können, und daß das Blutplasma ein Proenzym, das Plasminogen enthält. Im Plasma kann das Plasminogen durch verschiedene Plasminogenaktivatoren in Plasmin umgewandelt werden (Abb. 1). Zwei dieser Aktivatoren sind gut charakterisiert, der Gewebeaktivator, auch vaskulärer Aktivator genannt und die Urokinase.

Die Plasminogenaktivatoren im menschlichen Blut

Der Gewebeaktivator hat ein Molekulargewicht von 68 000. Es ist nicht klar, ob er in Form einer inaktiven Vorstufe existiert. Die Urokinase kommt im Plasma in Form einer inaktiven Vorstufe, der Prourokinase vor. Sowohl der Gewebeaktivator wie die Urokinase bestehen aus einer A-Kette und einer B-Kette. Letztere enthält das aktive Zentrum. Dank den Arbeiten von Pennica et al. (1982) und Wallén et al. (1982) ist die Aminosäurensequenz des Gewebeaktivators bekannt. Die A-Kette hat ein Molekulargewicht von ca. 36 000 und besteht aus 278 Aminosäuren (Abb. 2). Sie enthält 2 Kringels (95–176 und 183–264), aufgeknäuelte Strukturen, die wahrscheinlich für die Bindung des Gewebeaktivators ans Fibrin verantwortlich sind. Diese zwei Kringels weisen eine hohe Aminosäuren-Homologie mit dem einzigen Kringel auf, der sich in der A-Kette von Urokinase befindet (49%) und mit dem vierten (37%) und fünften (45%) Plasminogenkringel. Durch limitierte Proteolyse des Einketten-Gewebeaktivators kann die Peptidbindung Arg_{278}-Ile_{279} gespalten werden, wobei die Zweikettenform entsteht, die nur noch durch eine Disulfidbrücke zusammengehalten wird. Die B-Kette hat ein Molekulargewicht von ca. 32 000 und enthält 252 Aminosäuren, darunter die drei für das aktive Zentrum verantwortlichen typischen Aminosäuren, die sich bei allen trypsinähnlichen Serinproteasen finden: Histidin in Position 325, Spargelsäure in Stellung 374 und Serin in Position 481. Die B-Kette weist denn auch beträchtliche Aminosäuren-Homologien mit den B-Ketten anderer Serinproteasen auf, wie zum Beispiel mit Kalli-

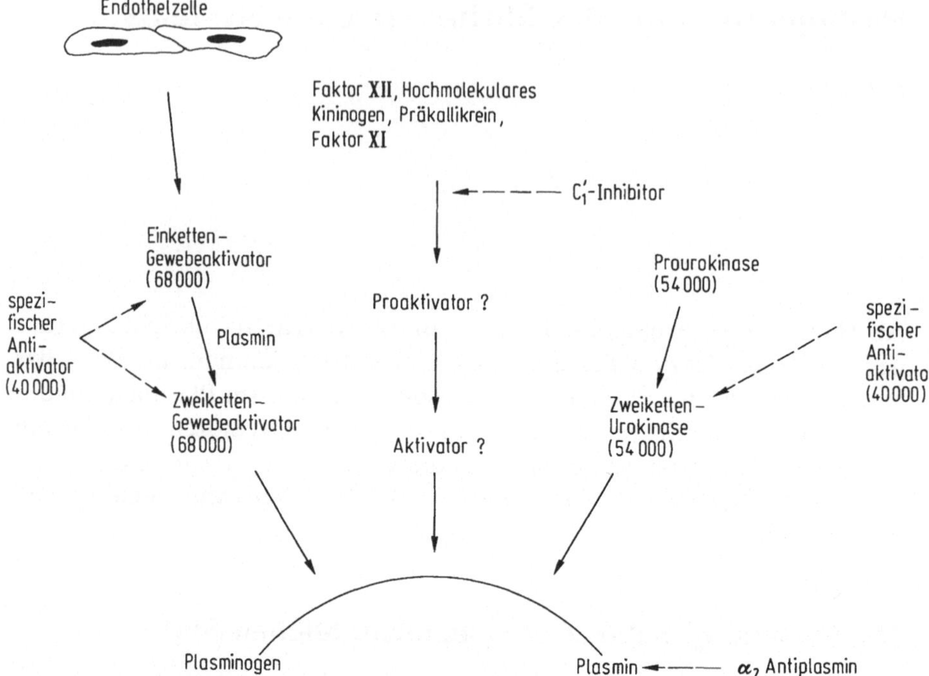

Abb. 1. Die wichtigsten Aktivatoren und Inhibitoren des fibrinolytischen Systems
Aktivation →; Inhibition --→

krein (34%), Urokinase (45%) und mit Plasmin (39%) (Bachmann und Kruithof, 1984). Hochgereinigter Gewebeaktivator enthält ca. 7% Kohlenhydrate, jedoch ist es möglich, ihn mittels Gel-Elektrophorese in zwei Varianten aufzutrennen, die einen unterschiedlichen Gehalt an Kohlenhydrat haben. Variante I ist am Asn 120, 187 und 451 glykosyliert, die Variante II, die ein um 3000 kleineres Molekulargewicht hat, nur am Asn 120 und 451.

Dank der Arbeiten von Günzler et al. (1982) und von Steffens et al. (1982) ist auch die Primärstruktur der Prourokinase bekannt. Die A-Kette hat ein Molekulargewicht von ca. 22 000 und besteht aus 158 Aminosäuren. Die Prourokinase enthält nur einen Kringel (50–131) und die Affinität von Prourokinase zum Fibrin ist demzufolge viel schwächer als die des Gewebeaktivators. Der Urokinasekringel hat viele Aminosäurenhomologien mit dem zweiten Gewebeaktivatorkringel (49%) und dem fünften Kringel des Plasminogens (39%). Die Prourokinase wird durch limitierte Proteolyse zwischen Lys_{158} und Ile_{159} gespalten und damit in die klassische hochmolekulare Urokinase übergeführt, bei der A-Kette und B-Kette nur noch durch eine einzelne Disulfidbrücke (Cys_{148}–Cys_{279}) zusammengehalten werden. Die B-Kette der Urokinase hat ein Molekular-

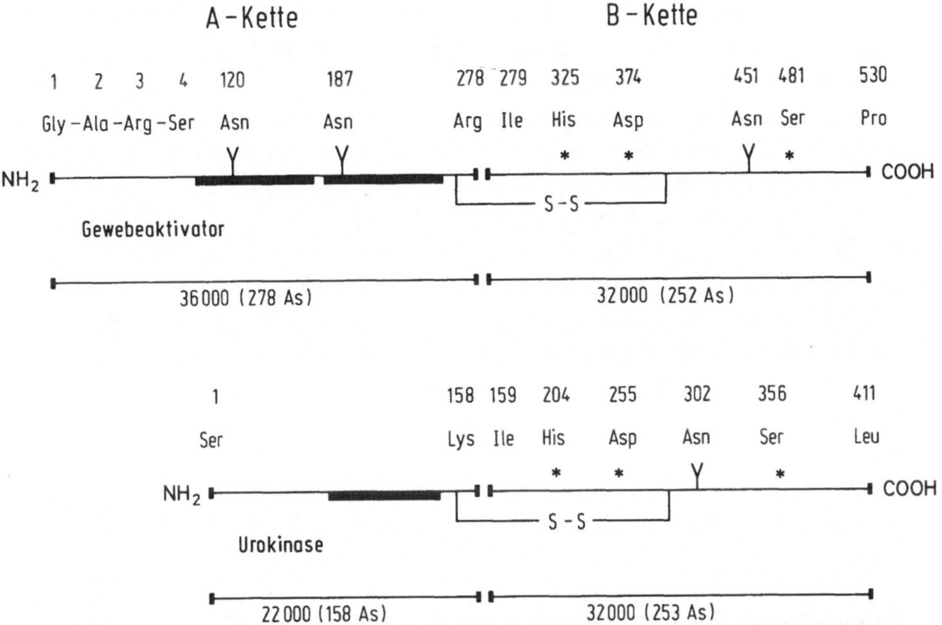

Abb. 2. Die Primärstrukturen der A und B Ketten von Gewebeaktivator (530 Aminosäuren) und von Urokinase (411 Aminosäuren). Folgende wichtige Aminosäuren sind angegeben: Amino- und Carboxylterminal, Peptidbindung an der Spaltungsstelle zwischen A und B Kette, Aminosäuren die bei der Bildung des aktiven Zentrums beteiligt sind (*) sowie die Asparagine, die Kohlenhydratereste aufweisen (Y). Die Kringelregionen sind durch dicke Striche hervorgehoben

gewicht von ca. 32 000 und enthält 253 Aminosäuren und ebenfalls, an der gleichen Stelle wie der Gewebeaktivator, die 3 obligaten Aminosäuren, die zusammen das aktive Zentrum ausmachen. Es sind dies His_{204}, Asp_{255} und Ser_{356}. Wiederum bestehen ausgeprägte Aminosäuren-Homologien zu anderen Serinproteasen wie z. B. zu Kallikrein (33%), Gewebeaktivator (45%) und zu Plasminogen (35%). Die Urokinase scheint nur an einer einzigen Stelle glykosyliert zu sein, am Asn_{302}.

Die Abbildung 1 zeigt, daß es noch ein drittes Aktivatorsystem gibt, um Plasminogen in Plasmin überzuführen. Dieses System ist von der Kontaktphase der Blutgerinnung abhängig. Man weiß schon lange, daß die Aktivierung der Kontaktphase durch Glas, Kaolin, Ellagsäure oder Dextransulfat zu einer merklichen Stimulierung der fibrinolytischen Aktivität im Plasma führt. Wir wissen auch, daß das Kallikrein und der Faktor XIa Plasminogen direkt in Plasmin umwandeln können. Die Effizienz dieser Reaktion ist aber sehr klein, und es besteht noch keine Klarheit über den tatsächlichen Wirkungsmechanismus dieses mittleren Anteils der Plasminogenaktivierung.

Der Gewebeaktivator zeichnet sich durch zwei Eigenschaften aus, die ihm ganz besondere physiologische Bedeutung verleihen: seine außerordentlich starke Bindungsfähigkeit ans Fibrin und seine Fähigkeit, Plasminogen zu Plasmin in Gegenwart von Fibrin sehr viel effizienter als in Abwesenheit von Fibrin umzuwandeln. Kruithof und Bachmann (1982) haben 10 Einheiten Gewebeaktivator/ml zu Lösungen verschiedener Fibrinogenkonzentration beigesetzt und die Mischungen mit Thrombin zur Gerinnung gebracht. Bei Fibrinogenkonzentrationen, die 10mal kleiner waren als die des Normalplasmas, d.h. 0,5 bis 1,0 μM, wurden bereits 90 bis 100% des Gewebeaktivators ans Fibrin gebunden. Rånby (1982) und Rånby und Mitarbeiter (1982) haben sich speziell mit der enormen Steigerung des Umsatzes von Plasminogen in Plasmin in Abhängigkeit vom Fibrinogenspiegel befaßt. Bei Fibrinkonzentrationen von 0,1 bis 1 μM wurde Plasminogen ca. 400 bis 500fach schneller zu Plasmin aktiviert durch den Gewebeaktivator, verglichen mit dem Kontrollexperiment, bei dem kein Fibrin im Ansatz vorhanden war.

Physiologische Freisetzung von Gewebeaktivator

Eine ganze Reihe von Stimuli bewirken die Freisetzung von Gewebeaktivator durch die Endothelzelle, wie venöse Stase, Adrenalin, Bradykinin, Thrombin, körperliche Anstrengung und die Injektion von Vasopression oder Vasopressionderivaten wie das DDAVP. Tappy und Mitarbeiter (1984) haben isolierte Schweineohren mit physiologischer, oxygenierter Tyrodelösung perfundiert, oder aber mit sauren oder sauerstoffarmen Lösungen. Sowohl Azidose wie auch Anoxie führten zu einer stark vermehrten Freisetzung von Gewebeaktivator. Abbildung 3 illustriert die wichtigsten Ereignisse, die sich im distalen Abschnitt einer Vene abspielen, die durch einen Thrombus verschlossen wurde. Sicher werden im Gefolge der Aktivierung der Blutgerinnung lokal Bradykinin und Thrombin gebildet, und es kommt vermutlich auch zu einer gewissen Anoxie und Azidose. Alle diese Stimuli führen zu einer Ausschüttung von Gewebeaktivator. Es scheint also, daß die Natur dafür gesorgt hat, daß in den Gerinnungsprozeß auch bereits die Aktivierung des fibrinolytischen Systems einbezogen wurde.

Funktion des fibrinolytischen Systems

Die Hauptaufgabe des fibrinolytischen Systems scheint die Regulation der intravasalen Fibrinbildung zu sein, d.h. die frühzeitige Auflösung kleinster sich bildender Fibrinablagerungen. Zweitens spielt das fibrino-

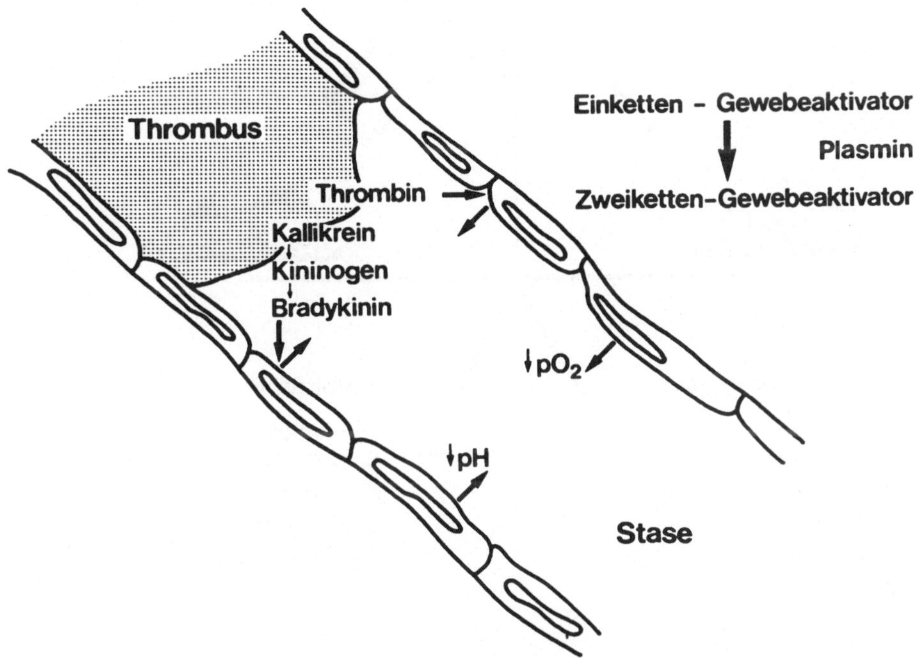

Abb. 3. Im Verlaufe der Blutgerinnung sowie beim Verschluß einer Vene fallen Substanzen an, die die Freisetzung von Gewebeaktivator stimulieren. Dazu gehört wohl auch aktiviertes Protein C

lytische System wohl eine Rolle beim Gewebsfibrinabbau nach Entzündungen. Die eigentliche Lyse von etablierten Venenthrombosen wird schlecht ausgeführt. Widmer (1977) hat phlebographisch die Rekanalisationsraten nach einer Antikoagulantienbehandlung bei Patienten mit tiefer Beinvenenthrombose ermittelt. Nur 8% der Verschlüsse haben sich unter dieser Behandlung ganz oder teilweise eröffnet.

Abbildung 4 illustriert unser gegenwärtiges Konzept der fibrinolytischen Homöostase. Die Waage gibt an, daß ein Übermaß an fibrinolytischer Aktivität, wie das z.B. beim Mangel an α_2-Antiplasmin vorkommt, zu einer Blutungsneigung führt, eine verminderte fibrinolytische Aktivität jedoch ein Thromboserisiko darstellt. Sehen wir uns nun die Gegenspieler an diesem Gleichgewicht etwas näher an:

In der linken Waagschale finden wir Plasminogen, den Faktor XII als Vertreter der Kontaktphase der Blutgerinnung, die Plasminogenaktivatoren und das Protein C, ein Vitamin-K abhängiges Protein, das im aktivierten Zustand die Faktoren V und VIII proteolytisch degradiert, jedoch auch das fibrinolytische System aktiviert. Auf der rechten Waagschale finden wir hauptsächlich Inhibitoren. Die beiden wichtigsten sind wahrscheinlich das α_2-Antiplasmin und der schon erwähnte rasch wirksame

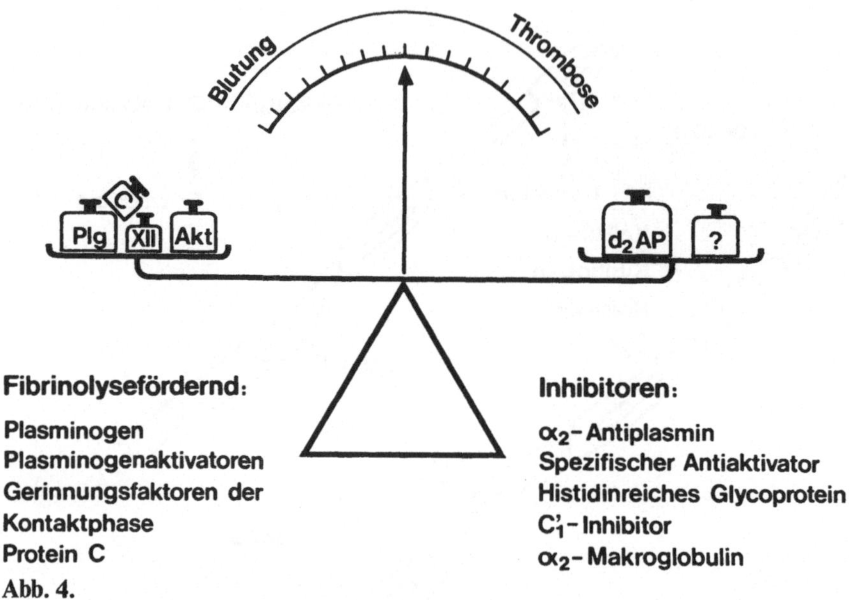

Abb. 4.

Antiaktivator, der Komplexe mit Gewebeaktivator und Urokinase bildet. Weitere Inhibitoren, die mit Plasmin oder Aktivatoren Verbindungen eingehen, sind das α_2-Makroglobulin, der C_1'-Inhibitor und das Antithrombin III. Das histidinreiche Glykoprotein vermindert kompetitiv die Bindung von Plasminogen an Fibrin und wirkt dadurch ähnlich wie die Epsilonaminokapronsäure.

Potentiell thrombogene Veränderungen des fibrinolytischen Systems

Tabelle 1 führt mehrere potentiell thrombogene Veränderungen des fibrinolytischen Systems auf.

Dysfibrinogenämien

Dysfibrinogenämien, die mit einer Thromboseneigung assoziiert sind, sind selten. Beschrieben wurden die Fibrinogene Baltimore (Beck et al. 1965), New York (Al-Mondhiry et al. 1975), Marburg (Fuchs et al. 1977) und Kopenhagen (Sandbjerg et al. 1980).

Am besten abgeklärt ist wohl die Familie Dusard (Soria et al. 1983). 5 Familienmitglieder wiesen ein abnormales Fibrinogen auf. Bei drei Erwachsenen kam es zu rezidivierenden Thrombosen. Zwei Mitglieder ha-

Tabelle 1. Potentiell thrombogene Veränderungen des fibrinolytischen Systems

1. Gewisse Dysfibrinogenämien (Dusard-Syndrom) → verminderte Bindung von Plasminogen und/oder Gewebeaktivator ans Fibrin.
2. Dysplasminogenämie
3. Protein C-Mangel
4. Gesteigerte Produktion eines Inhibitors des fibrinolytischen Systems
   a) Antiaktivator (Inflammation, kongenital?)
   b) α_2-Antiplasmin
5. Verminderte Produktion von Plasminogenaktivatoren
   a) Faktoren der Kontaktphase der Blutgerinnung: F XII, F XI, Präkallikrein, hochmolekulares Kininogen
   b) Plasma-Urokinase
   c) Gewebe (vaskulärer) Aktivator
6. Verminderte Freisetzung von Gewebeaktivator

ben ein tödlich verlaufendes Thromboembolieereignis durchgemacht. Die vorderhand wahrscheinlichste physiopathologische Erklärung besteht darin, daß das abnormale Fibrin Dusard das Plasminogen viel weniger gut bindet, als das normale Fibrin.

Dysplasminogenämien

Bisher sind 6 verschiedene abnormale Plasminogene beschrieben worden: Plasminogen Tochigi (Aoki et al. 1978) und Tokyo (Kazama et al. 1981) in Japan, Chicago I, II und III (Wohl et al. 1979 und 1982) und ein weiteres in Holland. Es gibt einen ausgesprochenen Polymorphismus fürs Plasminogen-gen. In Japan wurden bisher 6 verschiedene Allele identifiziert. Die beiden häufigsten Allele, meist Plasminogen 1 und 2 oder A und B benannt, machen 97 bis 98% aus und haben eine normale spezifische Aktivität (Nishigaki und Omoto 1982; Kera et al. 1983). Ein selteneres Allel, das Plasminogen 3, kommt in Japan mit einer Häufigkeit von 2% vor und hat eine deutlich verminderte spezifische Aktivität. Vorderhand ist es noch nicht klar, ob bei Trägern dieses Allels Thrombosen gehäuft vorkommen.

Protein-C Mangel

Der angeborene Mangel an Protein C scheint gar nicht so selten zu sein. Die holländischen Autoren Broekmans et al. (1983) haben mehrere Familien mit Protein-C Mangel gefunden und schätzen seine Inzidenz auf 1 Fall pro 15 000 Einwohner. Die Vererbung ist autosomal dominant. Bei Patienten unter 40 Jahren, die eine spontane oberflächliche oder tiefe Venenthrombose entwickeln, scheint die Inzidenz des Protein-C Mangels etwa 6–8%, also viel häufiger, zu sein.

Beim Hund führt die Injektion von aktiviertem Protein C zu einer dosisabhängigen, namhaften Steigerung der Freisetzung von Gewebeaktivator (Comp und Esmon 1981).

Gesteigerte Produktion eines Inhibitors des fibrinolytischen Systems

Die wenigen publizierten Fälle, darunter eine Familie aus Schweden (Nilsson et al. 1961) lassen nicht erkennen, um welchen Inhibitor es sich dabei handelt. Denkbar ist natürlich eine analoge Situation wie sie fürs α_1-Antitrypsin Pittsburgh kürzlich beschrieben wurde, wo der Austausch einer Aminosäure in der Bait-Region dem α_1-Antitrypsin, das in großer Menge im Plasma vorkommt, eine ausgesprochene Antithrombinspezifität verleiht (Owen et al. 1983). So könnte man sich vorstellen, daß ein Aminosäurenaustausch eines in hoher Konzentration vorkommenden Plasmainhibitors zu einer starken Antiaktivator- oder α_2-Antiplasminwirkung führt, die dann jegliche fibrinolytische Aktivität des Plasmas unterdrücken könnte.

Verminderte Produktion von Faktoren der Kontaktphase

Wenn wir nun zur Besprechung der verminderten Produktion von Plasminogenaktivatoren übergehen, müssen wir uns die alte Frage nach der Funktion von F XII erneut stellen. Bekanntlich leiden ja Patienten mit F XII-, Präkallikrein- oder hochmolekularem Kininogenmangel nicht an einer hämorrhagischen Diathese. Es gibt jedoch eine ganze Anzahl von Fällen mit F XII-Mangel, die an tiefer Venenthrombose litten oder einen Myokardinfarkt durchmachten (Ratnoff et al. 1968; McPherson 1977; Dyerberg et al. 1980; Glueck und Roehll 1966; Hoak et al. 1966). Herr Hageman selbst ist ja an einer Lungenembolie verstorben, und ich habe ebenfalls kürzlich einen Faktor XII-defizienten Patienten wegen einer Lungenembolie verloren. Es ist sehr wohl möglich, daß der F XII und die anderen Kontaktfaktoren bei der Fibrinolyse eine wichtige Rolle spielen.

Verminderte Produktion oder Freisetzung von Gewebeaktivator oder Urokinase

Es ist sehr schwierig, die publizierten Fälle in die Rubriken 5 b, 5 c und 6 der Tabelle 1 einzuteilen. Das rührt von der Unspezifität unserer Tests her und wird sich hoffentlich in den nächsten Jahren ändern. Mehrere Arbeiten befassen sich mit der Verminderung der fibrinolytischen Aktivität bei der idiopathischen tiefen oder oberflächlichen Venenthrombose

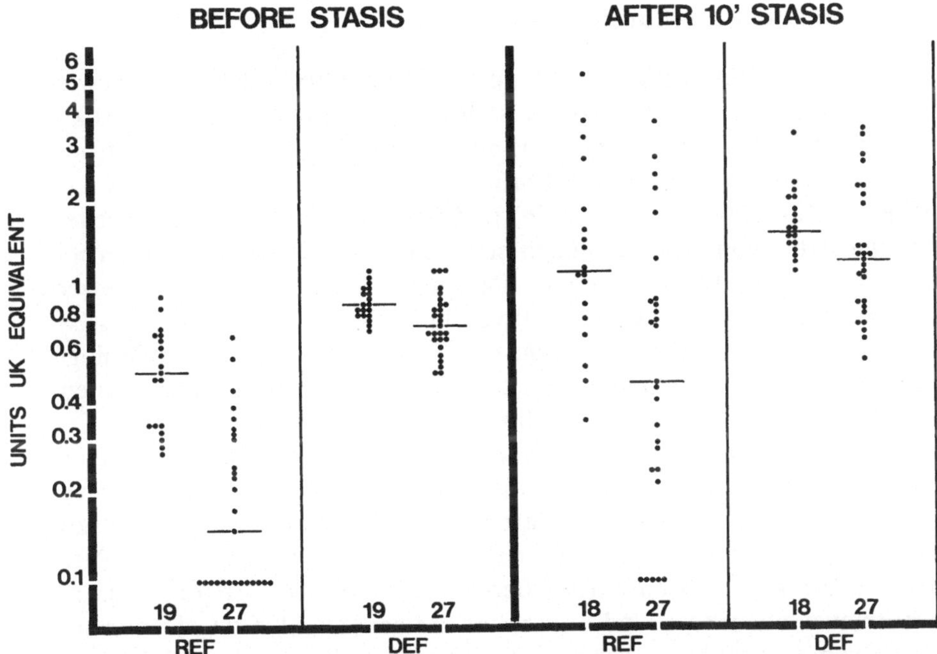

Abb. 5. Aktivität des Euglobulinpräzipitäts auf Fibrinplatten bei 18, resp. 19 Gesunden und 27 Patienten mit idiopathischer tiefer Venenthrombose. REF: reguläre Euglobulinfraktion; DEF: Dextransulfat-präzipitierte Euglobulinfraktion (Aktivierung der Kontaktphase der Gerinnung)

(Pandolfi et al. 1969; Hedner 1979; Bauer et al. 1981). Isacson und Nilsson (1972) haben gezeigt, daß bei Patienten mit idiopathischer Venenthrombose die fibrinolytische Aktivität der Euglobulinfraktion des Plasmas nach venöser Stase im Fibrinplattentest im Mittel signifikant vermindert ist.

Die venöse Stase führt normalerweise zu einer vermehrten Freisetzung von Gewebeaktivator. Der Effekt ist bei den meisten, aber nicht allen Normalpersonen nach 20minütiger venöser Stase größer als nach einer 10minütigen. In unserer eigenen Serie von 18 Normalpersonen und 27 Patienten mit idiopathischer Thrombose fanden wir ebenfalls verminderte fibrinolytische Aktivität nach 10minütiger venöser Okklusion. Zusätzlich und noch häufiger fand sich jedoch eine verminderte Aktivität im Ruhezustand. Abbildung 5 illustriert die Aktivität der Euglobulinfraktion von Blut, das morgens nach einer 30minütigen Ruheperiode (REF) bei 19 Normalpersonen und bei 27 Patienten mit idiopathischer tiefer Venenthrombose entnommen wurde. Der Vergleich der beiden Mittelwerte ergibt einen hochsignifikanten Unterschied ($p < 0{,}001$).

Postoperative Venenthrombose

In einem Übersichtsartikel in Blood hat Hirsh (1981) darauf hingewiesen, daß kein einziger Hämostasetest einen guten prognostischen Indikator für die Entwicklung einer postoperativen Thrombose darstellt, mit Ausnahme einer verminderten fibrinolytischen Aktivität des Blutes. Die Arbeiten von Clayton et al. (1976) und von Rakoczi et al. (1978) scheinen mir dabei von besonderem Interesse zu sein. Clayton und Mitarbeiter untersuchten 12 verschiedene Parameter auf ihren Voraussagewert für das Entstehen einer postoperativen tiefen Venenthrombose. Das Patientengut umfaßte 124 Patienten, die sich einer größeren gynäkologischen Operation unterziehen mußten. Die Diagnose der tiefen Venenthrombose wurde mittels des radioaktiven Fibrinogentests gestellt. Die 12 Parameter wurden einer Multivarianzanalyse unterzogen. Diejenigen, die am besten zwischen Patienten mit oder ohne postoperativer tiefer Venenthrombose diskriminierten, waren die Euglobulinlysezeit im Ruhezustand, die Konzentration der Fibrinspaltprodukte im Serum, das Alter der Patientinnen, prozentuales Übergewicht und das Vorhandensein einer Beinvenenvarikose. Jedes Resultat dieser Variablen wurde nun mit einem vom Computer errechneten Faktor multipliziert. Die Addition aller dieser Produkte und einer Konstante von −11,3 ergibt dann einen prognostischen Index. Tabelle 2 zeigt, daß das Produkt von Euglobulinlysezeit in Minuten × 0,009 die größte Differenz, nämlich 1,28 zwischen Patienten mit oder ohne Venenthrombose ergab, also der beste Diskriminator war. Patienten mit einem errechneten prognostischen Index über 1 entwickelten alle eine tiefe Venenthrombose, diejenigen mit einem Index unter −2 nur ausnahmsweise. Rakoczi und Mitarbeiter haben dann die Aussagekraft dieses prognostischen Index in einer postoperativen Studie untersucht und sind zu ganz ähnlichen Resultaten gelangt.

Tabelle 2. Prognostischer Wert verschiedener Parameter bezüglich des Auftretens einer postoperativen tiefen Venenthrombose (Clayton-Index)

Zahlenwert	Prognostischer Index	Tiefe Venenthrombose		
		+	−	Diff.
−11,3	Konstante	−11,3	−11,3	0
+0,009	Euglobulinlysezeit (min)	3,71	2,43	1,28
+0,22	Serum-Fibrinspaltprodukte (mg/l)	1,98	1,10	0,88
+0,085	Alter (Jahre)	4,93	3,74	1,19
+0,043	Prozent Übergewicht	0,56	0,35	0,21
+2,19	Varikosis	0,99	0,44	0,55
Total		0,87	−3,38	

Falls nun die fibrinolytische Homöostase eine wichtige Rolle für die Verhütung der postoperativen Thrombose spielt, und wir die allgemeine Ansicht, daß sich 50% aller postoperativen Venenthrombosen schon während einer Operation entwickeln, akzeptieren, sollte es eigentlich möglich sein, das Entstehen einer postoperativen Thrombose durch Stimulierung der physiologischen Fibrinolyse während der Operation und am ersten postoperativen Tag zu verhüten. Eine solche Studie wurde von Knight und Dawson (1976) durchgeführt. Diese Autoren benützten während und nach einer Operation die intermittierende Kompression einer oberen Extremität, um die Freisetzung von Gewebeaktivator zu stimulieren. In 60 Kontrollpatienten wurde postoperativ ein starker Abfall der Euglobulinlysezeit-Aktivität beobachtet. In den mit intermittierender Kompression behandelten Patienten unterblieb dieser Abfall. In der Kontrollgruppe hatten 19 Patienten einen positiven Fibrinogentest, was einer Thrombose-Inzidenz von 32% gleichkommt, in der behandelten Gruppe war dieser Test nur bei 8 Patienten (13%) positiv. Der Unterschied ist statistisch signifikant ($p = 0{,}03$).

Familiäre Thromboseneigung infolge verminderter Produktion oder Freisetzung von Plasminogenaktivatoren

Verschiedene Autoren haben eine anscheinend vererbte Thromboseneigung beschrieben, die auf eine verminderte Plasminogenaktivatorenaktivität im Blut zurückzuführen sein dürfte (Kori und Kempin 1979; Jørgensen et al. 1982; Stead et al. 1983). Von besonderem Interesse erscheint mir die Familie, die von Johansson et al. (1978) beschrieben wurde. Zwölf der 13 Familienmitglieder mit tiefer Venenthrombose wiesen eine pathologisch niedrige fibrinolytische Aktivität der Euglobulinfraktion auf, und zwar sowohl nach 20minütiger venöser Stauung wie auch nach der intravenösen Injektion von 0,4 ng DDAVP/kg Körpergewicht. Alle diese Patienten hatten jedoch eine normale fibrinolytische Aktivität in Venenbiopsien, die auf einen Fibrinfilm gelegt wurden (Toddsche Technik). Bei diesen Patienten scheint daher die Produktion von Plasminogenaktivator in der Endothelzelle normal zu sein, jedoch ein defektiver Freisetzungsmechanismus vorzuliegen.

Arterielle Thrombosen

Obgleich die Adhäsion von Thrombozyten an eine lädierte Gefäßwand und die nachfolgende Plättchenaggregation bei der arteriellen Thrombose eine wesentliche Rolle spielen, so ist doch wahrscheinlich, daß es in der Folge zu einer Mitbeteiligung der plasmatischen Gerinnungsfaktoren und schließlich zur Fibrinbildung und zur Konsolidierung der Plättchenaggregate kommt.

So ist es nicht erstaunlich, wenn mehrere Autoren eine verminderte fibrinolytische Aktivität (meist Euglobulinlysezeit oder Euglobulinaktivität auf Fibrinplatten) bei Patienten mit zerebraler Ischämie (TIA und Apoplexie) (Pilgeram 1974; Andersen und Gormsen 1976; Mettinger et al. 1979; Tengborn et al. 1981; Mettinger und Egberg 1982) oder koronarographisch erfaßter Arteriosklerose der Koronargefäße (Walker et al. 1977) vorfanden.

Die Fibrinolyse als ein Lokalgeschehen

Die Pathogenese der Thromboembolie ist sicher multifaktoriell und ich möchte nicht allzusehr simplifizieren. Sicher spielen auch die Stase, die Hyperkoagulabilität und eventuell die Plättchen eine maßgebende Rolle. Um die Rolle der Fibrinolyse als Abwehrmechanismus beim Entstehen von Thrombosen richtig einzuschätzen, ist es unumgänglich, diese – ganz wie die Hämostase selbst – als Lokalprozeß zu verstehen. Im Blut zirkulierender freier Gewebeaktivator aktiviert das Plasminogen in Abwesenheit von Fibrin sehr schlecht. Außerdem wird Gewebeaktivator rasch vom Antiaktivator neutralisiert. Sollte es trotzdem, z. B. nach gewaltiger körperlicher Anstrengung zur Aktivierung einiger Moleküle von Plasminogen kommen, wird das gebildete Plasmin durch das α_2-Antiplasmin rasch abgefangen und inaktiviert.

Wenn man die Freisetzung von Gewebeaktivator durch eine Infusion von DDAVP gewaltig stimuliert und danach Blut entnimmt, findet man in einem Gerinnsel sehr hohe Konzentrationen von Gewebeaktivator, der sich ans Fibrin bindet (ca. 4–10 Einheiten/ml). Trotzdem kommt es nicht zu einer Spontananalyse des Gerinnsels. Wenn man aber ein gewebefaktorarmes Blutgerinnsel in einem größeren Volumen von gewebefaktorreichem Plasma suspendiert, lysiert das Blutgerinnsel. Tran et al. (1984a) konnten sehr hübsch zeigen, daß während der Inkubation des gewebefaktorarmen Gerinnsels im Plasma dieses zeitabhängig fortlaufend Gewebeaktivator adsorbiert.

An Fibrin gebundener Gewebeaktivator ist erstens geschützt von der Einwirkung von Antiaktivator. Zweitens aktiviert er Plasminogen etwa 400mal schneller als freier Gewebeaktivator. Fibrin hat außerdem auch Bindungsstellen für Plasminogen. Wir haben beobachtet (Tran et al. 1984b), daß an Fibrin gebundenes Plasmin nun neue Bindungsstellen für Plasminogen schafft und so einen äußerst wirksamen positiven feedback Mechanismus in Gang setzt. Damit können kleinste Mengen von Gewebeaktivator eine ganz beträchtliche Wirksamkeit entfalten. Dieser Mechanismus erscheint mir von ganz wesentlicher Bedeutung, da ja letzten Endes das Plasmin die Thrombolyse erwirkt. Diese kann aber nur dann wirklich effizient ablaufen, wenn fortlaufend neues Plasminogen an den Thrombus herangeführt und vom Thrombus gebunden wird.

Literatur

Al-Mondhiry HAB, Bilezikian SB, Nossel HL (1975) Fibrinogen "New York" – An abnormal fibrinogen associated with thromboembolism: functional evaluation. Blood 45:607–619

Andersen LA, Gormsen J (1976) Platelet aggregation and fibrinolytic activity in transient cerebral ischemia. Acta Neurol Scand 55:76–82

Aoki N, Moroi M, Sakata Y, Yoshida N, Matsuda M (1978) Abnormal plasminogen. A hereditary molecular abnormality found in a patient with recurrent thrombosis. J Clin Invest 61:1186–1195

Bachmann F, Kruithof EKO (1984) Tissue plasminogen activator. Chemical and physiological aspects. Sem Thromb Haemostas 10:6–17

Bauer J, Bachmann F (1981) Is the activity of the redissolved dextran sulfate euglobulin fraction of any value in the detection of patients exhibiting a reduced fibrinolytic potential? In: Davidson JF, Nilsson IM, Åstedt B (eds) Progress in fibrinolysis, vol V. Churchill Livingstone, Edinburgh, pp 272–275

Beck EA, Charache P, Jackson DP (1965) A new inherited coagulation disorder caused by an abnormal fibrinogen ("fibrinogen Baltimore"). Nature 208:143–145

Broekmans AW, Veltkamp JJ, Bertina RM (1983) Congenital protein C deficiency and venous thromboembolism. A study of three Dutch families. New Eng J Med 309:340–344

Clayton JK, Anderson JA, McNicol GP (1976) Preoperative prediction of postoperative deep vein thrombosis. Br Med J 2:910–912

Collen D (1980) On the regulation and control of fibrinolysis. Thromb Haemost 43:77–89

Comp PC, Jacocks RM, Taylor FB Jr (1979) The dilute whole blood clot lysis assay: a screening method for identifying postoperative patients with a high incidence of deep venous thrombosis. J Lab Clin Med 93:120–127

Comp PC, Esmon CT (1981) Generation of fibrinolytic activity by infusion of activated protein C into dogs. J Clin Invest 68:1221–1228

Dyerberg J, Stoffersen E (1980) Recurrent thrombosis in a patient with factor XII deficiency. Acta Haematol 63:278–282

Fuchs G, Egbring R, Havenmann K (1977) Fibrinogen Marburg. A new genetic variant of fibrinogen. Blut 34:107–118

Gallus AS, Hirsh J, Gent M (1973) Relevance of preoperative and postoperative blood tests to postoperative leg-vein thrombosis. Lancet 2:805–809

Glueck HI, Roehll W Jr (1966) Myocardial infarction in a patient with a Hageman (factor XII) defect. Ann Intern Med 64:390–396

Gordon-Smith IC, Hickman JA, Le Quesne LP (1974) Postoperative fibrinolytic activity and deep vein thrombosis. Br J Surg 61:213–218

Günzler WA, Steffens GJ, Ötting F, Kim SA, Frankus E, Flohé L (1982) The primary structure of high molecular mass urokinase from human urine. The complete amino acid sequence of the A chain. Hoppe Seylers Z Physiol Chem 363:1155–1165

Hansen MS, Clemmensen I, Winther D (1980) Fibrinogen Copenhagen; an abnormal fibrinogen with defective polymerization and release of fibrinpeptide A, but normal adsorption of plasminogen. Scand J Clin Lab Invest 40:221–226

Hedner U (1979) Therapy stimulating the fibrinolytic system. Scand J Haemat S 34:74–82

Hirsh J (1981) Blood tests for the diagnosis of venous and arterial thrombosis. Blood 57:1–8

Hoak JC, Swanson LW, Warner ED, Connor WE (1966) Myocardial infarction associated with severe factor-XII deficiency. Lancet 2:884–886

Hoylaerts M, Rijken DC, Lijnen HR, Collen D (1982) Kinetics of the activation of plasminogen by human tissue plasminogen activator. Role of fibrin. J Biol Chem 257:2912–2919

Isacson S, Nilsson IM (1972) Defective fibrinolysis in blood and vein walls in recurrent "idiopathic" venous thrombosis. Acta Chir Scand 138:313–319

Johansson L, Hedner U, Nilsson IM (1978) A family with thromboembolic disease associated with deficient fibrinolytic activity in vessel wall. Acta Med Scand 203:477–480

Jørgensen M, Mortensen JZ, Madsen AG, Thorsen S, Jacobsen B (1982) A family with reduced plasminogen activator activity in blood associated with recurrent venous thrombosis. Scand J Haematol 29:217–223

Kazama M, Tahara C, Suzuki Z, Gohchi K, Abe T (1981) Abnormal plasminogen, a case of recurrent thrombosis. Thromb Res 21:517–522

Kera Y, Nishimukai H, Yamasawa K, Komura S (1983) Comparative study of phenotypes on activity and plasma concentration in the genetic system of plasminogen. Hum Hered 33:52–54

Knight MTN, Dawson R (1976) Effect of intermittent compression of the arms on deep venous thrombosis in the legs. Lancet 2:1265–1268

Kori SH, Kempin SJ (1979) Familial vascular plasminogen activator deficiency: a cause of cerebrovascular thrombosis. Trans Am Neurol Assoc 104:188–192

Kruithof EKO, Bachmann F (1982) Studies on the binding of plasminogen activator to fibrinogen and fibrin. In: Henschen A, Graeff H, Lottspeich F (eds) Fibrinogen – recent biochemical and medical aspects. W. de Gruyter and Co, Berlin, pp 377–387

Kruithof EKO, Ransijn A, Bachmann F (1983) Inhibition of tissue plasminogen activator by human plasma. In: Davidson JF, Bachmann F, Bouvier CA, Kruithof EKO (eds) Progress in fibrinolysis, vol VI. Churchill Livingstone, Edinburgh, pp 362–366

McPherson RA (1977) Thromboembolism in Hageman Trait. Am J Clin Path 68:420–423

Mannucci PM, Rota L (1980) Plasminogen activator response after DDAVP: a clinico-pharmacological study. Thromb Res 20:69–76

Mansfield AO (1972) Alteration in fibrinolysis associated with surgery and venous thrombosis. Br J Surg 59:754–757

Mettinger KL, Nyman D, Kjellin KG, Sidén Å, Söderström CE (1979) Factor VIII related antigen, antithrombin III, spontaneous platelet aggregation and plasminogen activator in ischemic cerebrovascular disease. J Neurol Sci 41:31–38

Mettinger KL, Egberg N (1982) A study of hemostasis in ischemic cerebrovascular disease. III. Abnormalities in vascular plasminogen activators, antiactivators and α_2-antiplasmin. Thromb Res 26:203–210

Nieuwenhuizen W, Verheijen JH, Vermond A, Chang GTG (1983) Plasminogen activation by tissue activator is accelerated in the presence of fibrin(ogen) cyanogen bromide fragment FCB-2. Biochim Biophys Acta 755:531–533

Nilsson IM, Krook H, Sternby NH, Söderberg E, Söderström N (1961) Severe thrombotic disease in a young man with bone marrow and skeletal changes and with a high content of an inhibitor in the fibrinolytic system. Acta Med Scand 169:323–337

Nishigaki T, Omoto K (1982) Genetic polymorphism of human plasminogen in Japanese: correspondence of alleles thus far reported in Japanese and difference of activity among phenotypes. Jpn J Human Genet 27:341–348

Owen MC, Brennan SO, Lewis JH, Carrell RW (1983) Mutation of antitrypsin to antithrombin. α_1-antitrypsin Pittsburgh (358 Met → Arg), a fatal bleeding disorder. New Eng J Med 309:694–698

Pandolfi M, Isacson S, Nilsson IM (1969) Low fibrinolytic activity in the walls of veins in patients with thrombosis. Acta Med Scand 186:1–5

Peduzzi M, Rosa V de, Fonda S, Coccheri S (1981) Haemostatic studies in retinal vein occlusion. Fibrinolytic response to venostasis as a prognostic factor for spontaneous recanalization. Thromb Res 24:105–118

Pennica D, Holmes WE, Kohr WJ, Harkins RN, Vehar GA, Ward CA, Bennett WF, Yelverton E, Seeburg PH, Heyneker HL, Goeddel DV, Collen D (1983) Cloning and expression of human tissue-type plasminogen activator cDNA in E. coli. Nature 301:214–221

Pilgeram LO, Chee AN, Bussche G von dem (1973) Evidence for abnormalities in clotting and thrombolysis as a risk factor for stroke. Stroke 4:643–657

Rakoczi I (1978) Prediction of postoperative leg-vein thrombosis in gynaecological patients. Lancet 1:509–510

Rånby M (1982) Studies on the kinetics of plasminogen activation by tissue plasminogen activator. Biochim Biophys Acta 704:461–469

Rånby M, Bergsdorf N, Nilsson T (1982) Enzymatic properties of the one- and two-chain form of tissue plasminogen activator. Thromb Res 27:175–183

Ratnoff OD, Busse RJ, Sheon RP (1968) The demise of John Hageman. New Eng J Med 279:760–761

Soria J, Soria C, Caen JP (1983) A new type of congenital dysfibrinogenaemia with defective fibrin lysis – Dusard syndrome: possible relation to thrombosis. Br J Haemat 53:575–586

Stalder M, Hauert J, Bachmann F (1983) Mauvaise réponse fibrinolytique à l'occlusion veineuse: défaut des cellules endothéliales ou interférence plasmatique? Schweiz Med Wschr 113:1462–1464

Stead NW, Bauer KA, Kinney TR, Lewis JG, Campbell EE, Shifman MA, Rosenberg RD, Pizzo SV (1983) Venous thrombosis in a family with defective release of vascular plasminogen activator and elevated plasma factor VIII/von Willebrand's factor. Am J Med 74:33–39

Steffens GJ, Günzler WA, Ötting F, Frankus E, Flohé L (1982) The complete amino acid sequence of low molecular mass urokinase from human urine. Hoppe Seylers Z Physiol Chem 362:1043–1058

Tappy L, Hauert J, Bachmann F (1984) Effects of hypoxia and acidosis on vascular plasminogen activator release in the pig ear perfusion system. Thromb Res 33:117–124

Tengborn L, Larsson SA, Hedner U, Nilsson IM (1981) Coagulation studies in children and young adults with cerebral ischemic episodes. Acta Neurol Scand 63:351–361

Tissot JD, Schneider PH, Hauert J, Ruegg M, Kruithof EKO, Bachmann F (1982) Isolation from human plasma of a plasminogen activator identical to human urinary high molecular weight urokinase. J Clin Invest 70:1320–1323

Tran-Thang C, Kruithof EKO, Bachmann F (1984a) The mechanism of in vitro clot lysis induced by vascular plasminogen activator. Blood 63:1331–1337

Tran-Thang C, Kruithof EKO, Bachmann F (1984b) Tissue-type plasminogen activator increases the binding of plasminogen to clots. J Clin Invest 74:2009–2016

Travis J, Salvesen GS (1983) Human plasma proteinase inhibitors. Annu Rev Biochem 52:655–709

Walker ID, Davidson JF, Hutton I, Lawrie TDV (1977) Disordered "fibrinolytic potential" in coronary heart disease. Thromb Res 10:509–520

Wallén P, Bergsdorf N, Rånby M (1982) Purification and identification of two structural variants of porcine tissue plasminogen activator by affinity adsorption on fibrin. Biochim Biophys Acta 719:318–328

Widmer LK (1977) Traitement de la thrombose veineuse: aspects angéiologiques. Triangle 17:47–62

Wiman B, Mellbring G, Rånby M (1983) Plasminogen activator release during venous stasis and exercise as determined by a new specific assay. Clin Chim Acta 127:279–288

Wohl RC, Summaria L, Robbins KC (1979) Physiological activation of the human fibrinolytic system. Isolation and characterization of human plasminogen variants, Chicago I and Chicago II. J Biol Chem 254:9063–9069

Wohl RC, Summaria L, Chediak J, Rosenfeld S, Robbins KC (1982) Human plasminogen variant Chicago III. Thromb Haemostas 48:146–152

Wun TC, Ossowski L, Reich E (1982) A proenzyme form of human urokinase. J Biol Chem 257:7262–7268

Biological and Thrombolytic Properties of Natural and Recombinant Human Tissue-Type Plasminogen Activator (t-PA)

D. Collen

Mammalian blood contains an enzymatic system capable of dissolving blood clots, which is called the fibrinolytic enzyme system. The fibrinolytic system consists of three main components: the proenzyme plasminogen, which can be activated by limited proteolysis to plasmin; plasminogen activators, which may be of different origin; and inhibitors that rapidly neutralize plasmin or may interfere with the activation of plasminogen. For more details on the biochemical and biological properties of the fibrinolytic system the reader is referred to an earlier review [1].

Recently specific molecular interactions between plasminogen activator and fibrin, between plasminogen and fibrin and between plasmin and α_2-antiplasmin have been described, on the basis of which a molecular model for the regulation of fibrinolysis in vivo was proposed [2, 3]. In this model tissue-type plasminogen activator, released in active form from the vessel wall would only activate plasminogen at the fibrin surface and not in the circulating blood, and in loco generated plasmin would be protected from rapid inhibition by circulating α_2-antiplasmin. For more details on the kinetic basis of this molecular model the reader is referred to an earlier overview [4].

The molecular model described above has important consequences for the development of thrombolytic agents. Indeed, the presently available thrombolytic agents streptokinase and urokinase have no specific affinity for fibrin and therefore activate circulating and fibrin-bound plasminogen indiscriminately. Consequently plasmin formed in the circulating blood will be neutralized very rapidly by α_2-antiplasmin until the inhibitor is exhausted. Excess plasmin will degrade several plasma proteins and may cause bleeding. Specific thrombolysis appears to depend on plasminogen activation localized at and confined to the fibrin surface and this might be achieved with tissue-type plasminogen activator (t-PA) which requires fibrin for efficient plasminogen activation. Tissue-type plasminogen activator has been isolated from tissues, but in so small amounts that it has not been possible to study its biological properties in any detail.

In 1979 we observed that a stable cell line derived from a human melanoma (Bowes) secreted relatively large amounts of t-PA, which has made it possible to purify significant amounts of t-PA [5, 6] to investigate its biological and thrombolytic properties. In 1982 t-PA was cloned and expressed and thus an alternative source of t-PA became available [7]. Presently evidence is accumulating that t-PA may constitute a new and more specific thrombolytic agent than those presently available. In the present communication we will review our studies on the biochemical, biological and thrombolytic properties of natural and recombinant t-PA, performed before November 1983.

The plasminogen activator, isolated from the culture fluid of human melanoma cells, appeared to be a single-chain protein with a molecular weight of approximately 70 000, which is indistinguishable from the plasminogen activator isolated from human uterus on the basis of molecular weight, amino acid composition, kinetic properties toward synthetic substrates, and immunochemical properties [5].

A kinetic analysis of the activation of plasminogen by t-PA obeyed Michaelis-Menten kinetics with $K_M = 65$ μM and $k_{cat} = 0.05\ sec^{-1}$ in the absence of fibrin and with $K_M = 0.15$ μM and $k_{cat} = 0.05\ sec^{-1}$ in the presence of fibrin. These findings indicate that fibrin enhances the activation rate of plasminogen by t-PA by increasing the affinity of plasminogen for fibrin-bound t-PA and not by influencing the catalytic efficiency of the enzyme. These data support and provide a molecular explanation for the hypothesis that fibrinolysis is both triggered by and directed toward fibrin [2].

The mechanisms involved in the removal of t-PA from the blood are multiple and poorly understood.

The existence of specific inhibitors of t-PA in blood has been a matter of debate [1]. By measuring the inhibition rate in normal human plasma of relatively high amounts of t-PA (20 IU per ml or more), we could not find evidence for the occurrence of a specific t-PA inhibitor [8].

With the use of an immunoradiometric assay for t-PA it appeared that in normal subjects t-PA occurred in the blood in several molecular forms, namely free active t-PA and forms with a higher molecular weight, which could be identified as t-PA-α_2-antiplasmin and t-PA-α_1-antitrypsin complexes [9, 10]. Because the reaction rate of t-PA with these inhibitors is very slow in vitro, their accumulation in vivo must involve cellular or vascular cofactors which markedly enhance their reaction rate.

In patients with several clinical conditions (myocardial infarction, thrombosis, etc.), the level of t-PA antigen in blood was significantly elevated [11]. Increased levels of higher molecular weight complexes were observed, but these could not be identified as either t-PA-α_2-antiplasmin or t-PA-α_1-antitrypsin complexes [11].

In an effort to identify the occurrence of t-PA inhibitors in pathological (and normal) plasma samples, an assay was developed in which purified t-PA was added to plasma (5 IU per ml) and residual activator measured in the euglobulin fraction after 5 min incubation time. In normal plasma no significant t-PA inhibition is observed with this assay. However, in several pathological conditions (liver disease, pancreatitis, ... but not in myocardial infarction or venous thrombosis) a significant proportion (up to 50 percent) of the patients develop (transient) inhibitory activity for t-PA. No strict correlation between the total level of t-PA antigen and the level of t-PA inhibition was observed. Gel filtration of plasma samples with added t-PA revealed that inhibition of t-PA is associated with a shift in its elution position, a finding compatible with the formation of a complex with M_r 110 000–130 000 [12].

Independent of our own studies, several laboratories have recently obtained evidence for the existence of (a) rapidly acting inhibitor(s) of t-PA at low concentrations in plasma of healthy individuals [13, 14], or at higher levels in pathological plasma samples [14, 15]. Thus at present there can be little doubt about their existence. In addition, inhibitors of t-PA have been identified in endothelial cell culture fluid [16, 17].

Following intravenous injection of mixtures of ^{125}I-labeled and unlabeled tissue plasminogen activator in rabbits, the activator activity disappeared with a t½ of 2 min. This appeared to be due not to inhibition but to clearing by the liver [18].

In *in vitro* systems composed of mixtures of purified components as well as in total plasma this activator appeared to have a much higher specific fibrinolytic activity than urokinase. In particular it appeared to be possible to dissolve blood clots hanging in circulating plasma specifically without causing breakdown of the coagulation system in the plasma; this appeared to be impossible with urokinase [19].

The thrombolytic properties of purified melanoma activator were studied in rabbits with a pulmonary embolus [20], in dogs with femoral vein thrombosis [21], in rabbits with jugular vein thrombosis [22] and in dogs with experimental myocardial infarction [23]. The melanoma plasminogen activator was found to have a much higher specific thrombolytic activity than urokinase. Furthermore, the melanoma plasminogen activator, unlike urokinase, caused thrombolysis without significant systemic plasminogen activation, α_2-antiplasmin consumption, or fibrinogen breakdown. Preliminary experiments in two patients with venous thrombosis [24] have confirmed the specific thrombolytic action of tissue-type plasminogen activator in man.

The gene of human tissue-type plasminogen activator has recently been cloned and expressed [7].

Human tissue-type plasminogen activator (t-PA), obtained by expression of recombinant DNA coding for the entire sequence of t-PA in eukaryotic cells (Rec-t-PA) was compared with the natural activator isolated from a human melanoma cell culture (Mel-t-PA) (Collen et al., unpublished).

In an artificial system composed of a radioactive human plasma clot (^{125}I-fibrinogen) hanging in circulating human plasma, the degree of fibrinolysis was very similar for Rec-t-PA and Mel-t-PA and proportional to the amount of plasminogen activator infused in the system. Both activators induced extensive fibrinolysis in the absence of significant fibrinogenolysis. Urokinase had a lower specific fibrinolytic activity (5–10 fold) and a lower fibrinolytic versus fibrinogenolytic ratio.

Following intravenous injection in rabbits both Rec-t-PA and Mel-t-PA disappeared from the blood with a t½ of approximately 3 min. Measurements of the clearance and organ distribution with the use of ^{125}I-labeled preparations showed a very similar accumulation and degradation of both activators in the liver.

The thrombolytic properties of Rec-t-PA and Mel-t-PA were compared with those of urokinase in rabbits with a jugular vein thrombosis aged for 20 hours in vivo. When the activator preparations were infused intravenously over 4 hours and the percent thrombolysis measured 2 hours after the end of the infusion, Rec-t-PA and Mel-t-PA had a very similar dose-dependent thrombolytic potency. The t-PA induced thrombolysis (AIL) following infusion of 96 000 IU (± 1 mg protein) per kg was about 71% for Rec-t-PA and 60% for Mel-t-PA; for 48 000 IU per kg it was 41% and 29%; for 24 000 IU per kg 19% and 12% and for 12 000 IU per kg 9% and 6%. Infusion of 48 000 IU of Rec-t-PA per kg over 90 min gave 41% AIL and over 30 min 58% AIL. A linear correlation was found between the rate of t-PA infusion and the plasma level reached in vivo and between the plasma level and the degree of thrombolysis. Infusion of t-PA was not associated with extensive systemic activation of the fibrinolytic system as evidenced by the lack of significant changes in plasma levels of fibrinogen, plasminogen and α_2-antiplasmin. Infusion of urokinase only induced significant thrombolysis at 10 fold higher rates; this was associated with systemic fibrinolytic activation and fibrinogen breakdown. Two Rec-t-PA subfractions with different carbohydrate content had similar properties comparable with those of Mel-t-PA.

At present three experimental studies have been carried out in dogs with experimental coronary thrombosis.

At Washington University, coronary thrombus was induced in anesthetized closed chest dogs by advancing a copper coil in the LAD. Intravenous infusion of t-PA purified from melanoma cell culture fluid at a rate of 10 000 IU (100 μg) per min resulted in coronary reperfusion within 10 min. The infusion was not associated with systemic fibrinolysis and resulted in recovery of nutritional blood flow and intermediary metabolism in the infarct zone [23].

In a collaborative study between the University of Leuven and Washington University t-PA obtained by expression of the cloned human t-PA gene in a mammalian cell system (Rec-t-PA) was administered to dogs with coronary thrombus induced with a copper coil in the LAD. Intravenous infusion of 1000 IU/kg of Rec-t-PA per minute caused coronary reperfusion after an average of 14 min and was not associated with systemic fibrinolysis [25].

At Massachusetts General Hospital thrombosis in the LAD was produced between two ligatures of the LAD in an open chest dog model. Intravenous infusion of Rec-t-PA at 500 IU/kg per min did not lyse the thrombus within 30 min, at 1000 IU/kg per min lysis occurred after 28 min and at 1500 IU/kg per min after 22 min, all without causing a drop in fibrinogen [26].

In summary it appears that recent studies have led to a better insight into the regulation and control of the fibrinolytic system *in vivo* and to the purification and characterization of a plasminogen activator from human cell cultures, which is most probably identical with the physiological plasminogen activator in the blood. This plasminogen activator has the biochemical and biological properties of a specific thrombolytic agent and appears to be effective in experimental thrombosis in animals. The potentially widely applicable recombinant t-PA may offer a promising practical approach for coronary thrombolysis in patients with acute myocardial infarction.

References

1. Collen D (1980) On the regulation and control of fibrinolysis. Edward Kowalski Memorial Lecture. Thromb Haemost 43:77–89.
2. Wiman B, Collen D (1978) Molecular mechanism of physiological fibrinolysis. Nature 272:549–550.
3. Hoylaerts M, Rijken DC, Lijnen HR, Collen D (1982) Kinetics of the activation of plasminogen by human tissue plasminogen activator. Role of fibrin. J Biol Chem 257:2912–2919.
4. Collen D (1982) Regulation of fibrinolysis. Plasminogen activator as a thrombolytic agent. In: Nossel HL, Vogel HJ (eds) Pathobiology of the Endothelial Cell. Academic Press, New York, pp 183–189.
5. Rijken DC, Collen D (1981) Purification and characterization of the plasminogen activator secreted by human melanoma cells in culture. J Biol Chem 256:7035–7041.
6. Collen D, Rijken DC, Van Damme J, Billiau A (1982) Purification of human extrinsic (tissue-type) plasminogen activator in centigram quantities from a human melanoma cell culture fluid and its conditioning for use in vivo. Thromb Haemost 48:294–296.
7. Pennica D, Holmes WE, Kohr WJ, Harkins RN, Vehar GA, Ward CA, Bennett WF, Yelverton E, Seeburg PH, Heyneker HL, Goeddel DV, Collen D

(1983) Cloning and expression of human tissue-type plasminogen activator cDNA in E. coli. Nature 301:214–221.
8. Korninger C, Collen D (1981) Neutralization of human extrinsic (tissue-type) plasminogen activator in human plasma: no evidence for a specific inhibitor. Thromb Haemost 46:662–665.
9. Rijken DC, Juhan-Vague I, De Cock F, Collen D (1983) Measurement of human tissue-type plasminogen activator by a two-site immunoradiometric assay. J Lab Clin Med 101:274–284.
10. Rijken DC, Juhan-Vague I, Collen D (1983) Complexes between tissue-type plasminogen activator and proteinase inhibitors in human plasma, identified with an immunoradiometric assay. J Lab Clin Med 101:285–294.
11. Juhan-Vague I, Rijken DC, Collen D (1982) Extrinsic plasminogen activator levels in clinical plasma samples. Haemostasis 11 (suppl 1): 11.
12. Juhan-Vague I, Rijken DC, Mendez C, Moerman B, Collen D (1983) Measurement of tissue-type plasminogen activator (t-PA), inhibitors, and reaction products in plasma. International Society of Haematology, European and African Division, Seventh Meeting Barcelona, Abstr No 96.
13. Verheyen JH, Chang GIC, Mullaart E (1983) Inhibition of extrinsic (tissue-type) plasminogen activator by human plasma: evidence for the occurrence of a fast-acting inhibitor. Thromb Haemost 50:294 (abstr No 930).
14. Chmielewska J, Rånby M, Wiman B (1983) Evidence for a rapid inhibitor to tissue plasminogen activator in plasma. Thromb Res 31:427–436
15. Wijngaards G, Groeneveld E (1982) Temporarily increased inhibition by plasma of plasminogen activator activity in severely ill patients. Haemostasis 12:571.
16. Emeis JJ, van Hinsbergh VWM, Verheyen JH, Wijngaards G (1983) Inhibition of tissue-type plasminogen activator by conditioned medium from cultured human and porcine vascular endothelial cells. Biochem Biophys Res Commun 110:392–398.
17. Van Mourik JA, Lawrence DL, Loskutoff DJ (1983) Characterization of a novel fibrinolytic inhibitor synthesized by bovine aortic endothelial cells in culture. Haemostasis 50:95 (abstr No 281).
18. Korninger C, Stassen JM, Collen D (1981) Turnover of human extrinsic (tissue-type) plasminogen activator in rabbits. Thromb Haemost 46:658–661.
19. Matsuo O, Rijken DC, Collen D (1981) Comparison of the relative fibrinogenolytic, fibrinolytic and thrombolytic properties of tissue plasminogen activator and urokinase in vitro. Thromb Haemost 45:225–229.
20. Matsuo O, Rijken DC, Collen D (1981) Thrombolysis by human tissue plasminogen activator and urokinase in rabbits with experimental pulmonary embolus. Nature 291:590–591.
21. Korninger C, Matsuo O, Suy R, Stassen JM, Collen D (1982) Thrombolysis with human extrinsic (tissue-type) plasminogen activator in dogs with femoral vein thrombosis. J Clin Invest 69:573–580.
22. Collen D, Stassen JM, Verstraete M (1983) Thrombolysis with human extrinsic (tissue-type) plasminogen activator in rabbits with experimental jugular vein thrombosis. Effect of molecular form and dose of activator, age of the thrombus and route of administration. J Clin Invest 71:368–376.
23. Bergmann SR, Fox KAA, Ter-Pogossian MM, Sobel BE, Collen D (1983) Clot-selective coronary thrombolysis with tissue-type plasminogen activator. Science 220:1181–1183.

24. Weimar W, Stibbe J, van Seyen AJ, Billiau A, De Somer P, Collen D (1981) Specific lysis of an iliofemoral thrombus by administration of extrinsic (tissue-type) plasminogen activator. Lancet ii: 1018–1020.
25. Vande Werf F et al (1983) To be presented at the 56th Scientific Sessions of the American Heart Association, Anaheim, CA, Nov 14–17.
26. Gold HK et al (1983) To be presented at the 56th Scientific Sessions of the American Heart Association, Anaheim, CA, Nov 14–17.

Thrombolytic Treatment of Peripheral Venous Occlusion. Critical Analysis of Benefit and Risk

H. Arnesen

The given topic is wide, and I feel it necessary to start with some limitations and definitions. In my lecture thrombolytic treatment will be synonymous to streptokinase treatment. Although other thrombolytic agents or combinations have been widely used, such as urokinase; plasmin with or without streptokinase; streptokinase plasminogen; acylated streptokinase; Brinase; and most promising tissue plasminogen activator, the scientificly documented research with streptokinase in clinical medicine with venous thrombosis is dominating.

Furthermore, I feel that the term peripheral venous occlusion in my lecture should be defined as deep venous thrombosis of the leg, and it will also mainly be limited to acute episodes with a history of less than 5–7 days.

Regarding the benefit of this therapy I will try to shed some light on both the medical and the economical aspects both for the initial and the late results. The risk of this therapy will mainly be concerned with the frequency of bleeding episodes during and immediately after the treatment.

There are two main dangers of deep venous thrombosis, namely pulmonary embolism in the initial stage of the disease, and the postthrombotic syndrome as a late circulatory disturbance. Looking into the possible benefit of streptokinase treatment in deep venous thrombosis, we thus have to look on the initial results, that will be the degree of thrombolysis achieved in comparison with therapeutic alternatives like heparin, and the avoidance of pulmonary embolism as well. Secondly, we will have to look into the late results, that is the avoidance of postthrombotic syndrome.

The degree of thrombolysis that can be achieved with streptokinase treatment in patients with deep venous thrombosis and a history of less than 5–7 days seems to be well documented in the literature. Thus, referring to the studies of Kakkar et al. in 1969, Tsapogas et al. in 1973, Duckert et al. in 1975, Arnesen et al. in 1978, Marder et al. in 1979, and Elliot et al. in 1979, some of which are prospective studies with random allocation to treatment-groups, venographically established substantial lysis can be achieved with streptokinase in 65 to 75% of the patients, whereas similar figures with heparin seem to be 10–25%. In some of the studies this difference has been statistically highly significant. In my opinion this can be looked upon as facts. And at the same time reduced frequency of thrombolysis can be expected with increased length of history.

Regarding the avoidance of the real danger in the initial stage, the pulmonary embolism, the literature seems to indicate that there is a low and probably almost equal frequency of this complication with streptokinase and heparin, probably about 0.5%.

The main medical benefit of thrombolytic treatment in the initial phase then lies in the quicker and more complete restoration of the patients' venous circulation. This can be expected to be followed by less discomfort, less time of restriction to bed, and shortening of the hospital stay.

Regarding the economical considerations of the initial results, exact figures are not available, but earlier discharge from hospital must be regarded as an economical advantage of some importance. On the other side, streptokinase treatment is more expensive than for instance heparin therapy, and in Norway it may be calculated that 3 days of streptokinase treatment equals the cost of 4 days stay in hospital.

Regarding the late results in therapy it has been cited that "The exact potential advantage of fibrinolytic therapy with streptokinase in patients with acute deep vein thrombosis cannot be established without knowledge of the ultimate fate of the thrombosed veins, that is the frequency of late post-thrombotic changes".

What is the frequency of post-thrombotic syndrome with the invalidating symptoms of oedema, pigmentation, varicose veins and leg ulcers? Data from Switzerland and from Sweden seem to indicate that about 2% of the population has this syndrome in some form or another. In Norway this figure will be similar to that of the diabetes mellitus and would thus involve about 100 000 inhabitants. In West-Germany the corresponding figures would probably be about 1 million.

What does this syndrome mean economically to the single patient and to the community? I think nobody knows exactly. I would, however, like to draw attention to a publication from O'Donnell et al. from 1977 who treated a very selected group of 21 patients with iliofemoral venous thrombosis. They all had a history of at least 10 years follow-up, and in this selected group the results were as follows: 86% had leg ulcers after 10 years; 112 separate hospitalizations had been necessary for post-thrombotic syndrome; 27 surgical procedures including 3 leg amputations were registered; 8 visits to the doctor per patient per year; and 18 patients unable to maintain a steady job. The authors calculated the average medical expenses per patient in ten years to be about 38 000 U.S. dollars in 1976 corresponding to about 90 000 DM. It should be stressed that their study included a highly selected group, but nevertheless the expenses for the individual patient and for the community must be considerable, and it should be a lot of gain with reduction of the frequency of the post-thrombotic syndrome.

From medical and economical considerations the question arise: What can thrombolytic therapy offer to avoid the postthrombotic syndrome?

First I want to present the results of our own study on this topic. Thereafter, I will put these results together with some other studies, before I will try to make a conclusion as to the late results of treatment with streptokinase or heparin.

In 1978 we published our initial results of a prospective trial on medical patients with acute deep vein thrombosis randomly allocated to treatment with streptokinase or heparin.

The main principles of the initial protocol were "A history of less than 5 days", "The diagnosis confirmed by ascending phlebography", "An arbitrary upper age limit of 70 years", "No contraindications to thrombolytic therapy", and "Random allocation to treatment groups by the use of sealed envelopes".

The therapeutic schedules were as follows:

Streptokinase was given in standard doses, 250 000 IU as an initial dose, whereafter 100 000 IU per hour for 96 hours as a mean.

Heparin was given with an initial dose of 15 000 IU, whereafter 30 000 IU per day, adjusted according to the thrombin clotting time, until control phlebography after 3–4 days.

Oral anticoagulation was thereafter continued in both groups for 3–6 months.

The initial phlebographic results, evaluated by our radiologist without knowledge of the therapy given, showed that 71.4% of 21 patients treated with streptokinase showed significant thrombolysis, as compared to 23.8% of 21 heparin-treated patients. This difference was found to be highly significant. Major complications were equally distributed between the two treatment groups.

In the follow-up study, the patients from the prospective trial were reevaluated.

Of the original 42 patients, 7 patients were dead, 4 in the streptokinase group and 3 in the heparin group. Time until death were 33 and 22 months respectively as a mean, with a range from 2 weeks, that was a death from pulmonary embolism in the heparin group, to 5½ years. The other reasons for deaths were probably unrelated to thromboembolic disease.

Available for follow-up were 35 patients, and no drop-outs occurred. One woman in the streptokinase group was pregnant and therefore not subjected to phlebography.

The mean observation time was 76 and 77 months, respectively, with a range from 41 to 106 months.

The age and sex distribution was equal in the two treatment groups.

The re-evaluation consisted of an *ascending phlebography* performed with standard technique, including a rubber tourniquet around the ankle and the patient in a semi-upright position. To avoid complications from the contrast medium, the non-ionic contrast medium Metrizamid (or Amipaque) was kindly supplied by the manufacturer Nyegaard & Co. in Oslo. As a fact no complications to the phlebography was noted.

The *phlebograms were evaluated* by the radiologist without knowledge of the original therapy given. The results were classified as "Normal veins", "Slight post-thrombotic changes", including recanalisation with pathological vein wall contours and lack of normal valves, and "Major post-thrombotic changes" with the persistence of occlusion of main stems.

The *clinical examination* was also performed without knowledge of the original therapy given, and special attention was given to new episodes of thromboembolic disease in the follow-up period, as well as to the duration of anticoagulant therapy.

Based on the subjective complaints and the clinical signs, the post-thrombotic changes were classified as "No signs", that is normal leg, "Moderate signs", including oedema, and/or varicose veins, and/or pathological pigmentation, and "Serious signs" with open leg ulcers in addition.

Concerning the phlebographic extension of thrombi before the initial therapy was given, all had extensive thromboses, with proximal extension at least into the popliteal vein.

The results of the phlebographical evaluation in the total material were as follows. Seven patients showed normal veins with preserved valves, and all showed up to belong to the streptokinase group. Nineteen patients had major post-thrombotic changes, 7 in the streptokinase group and 12 in the heparin group. Three and two of these patients, respectively, had experienced repeated venous thrombosis in the actual leg during the follow-up period.

Using the Fisher-Irwin test on the difference between "Normal veins" in the two groups, the p value was 0.0043 even when the original number of 21 patients in each group was used, and is thus statistically highly significant.

The results of the clinical evaluation were as follows. Clinically normal legs were found in altogether 19 patients, 13 in the streptokinase group and 6 in the heparin group. In contrast, 3 patients showed up with serious post-thrombotic changes, including open leg ulcers, and all of them belonged to the heparin-group.

Four of the patients in the streptokinase group had experienced repeated venous thrombosis in the actual leg during the follow-up period, one of them showing moderate signs of post-thrombotic changes. The corresponding figures in the heparin group were 3 with repeated thrombosis, 2 of those showing moderate post-thrombotic changes, but none with serious changes. Thus, repeated thrombosis in the observation period does not seem to influence the ultimate results of the present study to any important degree.

The duration of anticoagulant therapy after the initial thrombotic event was usually 3 to 6 months, and only one patient in each treatment group was kept on permanent anticoagulation.

All patients with normal veins on phlebography were without clinical signs, and the 3 patients with serious post-thrombotic syndromes had all major phlebographic changes.

Looking into other studies in the literature, I feel that some trial requirements are needed to obtain valid results:

The trials ought to be *prospective* with *random allocation* to treatment groups.

There should be a *minimal number of drop-outs* in the follow-up study.

Registration of re-thrombotic events seems of importance for the evaluation of the effects of the initial therapy.

All *evaluations should be blinded.*

Personally, I find that the studies of Common and co-workers from 1976 with a 7 months follow-up period and that of Elliot and co-workers from 1979 with a 3–12 months follow-up fulfill these criteria. Thus, I have put their results together with those of our own:

Being aware of the different follow-up periods, the total figures tell us that 24 out of 62 streptokinase-treated patients had normal veins on phlebography, as compared to only 1 of 58 patients treated with heparin.

It seems well documented that initial thrombolysis is a prerequisite for the maintenance of phlebographically normal veins.

Looking into the clinical evaluations of the same trials, I have listed the 2 extreme possibilities "With ulcer(s)" and "Asymptomatic". Elliot et al. now have a follow-up period of 19 months, and the total figures tell us that none of the 62 streptokinase-treated patients had open leg ulcers, as compared to 5 of the 58 patients treated with heparin.

On the contrary, 35 of the 62 patients given streptokinase were without any symptoms, as compared to only 14 of the 58 heparin-treated patients.

I would also like to mention the study of Johansson and co-workers from Sweden in 1976, who used venous occlusion pletysmography for the *functional* evaluation of the veins in 19 patients initially treated with streptokinase because of acute deep venous thrombosis.

After a mean follow-up period of about 2 years, they found 8 patients with completely normal phlebograms. These patients were also free from post-thrombotic symptoms, and occlusion pletysmography confirmed that these patients had a normal venous outflow capacity and valvular function. In contrast, the remaining 11 patients with more or less extensive remnants of thrombi at the follow-up phlebography, also had pletysmographic signs of venous obstruction and valvular insufficiency.

Part of their conclusions is as follows.

"The follow-up investigation 6–50 months after the thrombolytic therapy based on phlebography and venous occlusion pletysmography indicates that an initial complete thrombolysis insures a good chance of obtaining a lasting restoration of deep venous anatomy and function without post-thrombotic symptoms and signs of venous obstruction or valvular insufficiency."

I feel that a clear benefit both medically and related to this, economically has been documented for thrombolytic therapy with streptokinase as compared to heparin with regard to the late results.

What is then the risk of this therapy? This is intimately bound to the risk of bleeding during and immediately after the therapy. Our German collegue Straub in 1982 made an extensive survey of the frequency of bleeding episodes during streptokinase therapy as referred in the literature. From his study which comprised of 549 patients with deep venous thrombosis, lethal bleedings occurred in 4, that is 0.73%. Major, but non-lethal bleedings occurred in 63 of these patients, that is 11.5%. The mean duration of treatment in each case was 106 hours, and the calculated treatment time per episode of major bleeding was 923 hours. I think this study gives us a very exact figure on the calculated risk taken. Of course, the definition of major bleeding may differ.

From Straubs study it appears that a correlation exists between the duration of therapy and the number of deaths or severe haemorrhages, and also that the risk associated with streptokinase is no higher than that associated with the alternative forms of therapy, which means for instance heparin. The last situation fits very well with my own experience after having conducted two prospective trials with streptokinase and heparin in patients with acute deep venous thrombosis or acute massive pulmonary embolism.

The frequency of major transfusion requiring bleedings were similiar to the figures given by Straub, and the figures were equal in the treatment groups with streptokinase and heparin.

In connection with the risk of bleeding, I would stress again that the most vulnerable phase is when treatment is prolonged after 3–4 days, and also in the important transitory phase where additional anticoagulation is probably given.

Trying to *summarise* my lecture I would list as initial benefits from streptokinase treatment in patients with acute deep venous thrombosis: Earlier and more complete restoration of the venous circulation, including preservation of the main vein valves. This leads to: Less discomfort to the patient, earlier mobilization from bed, and earlier discharge from hospital. In this short term evaluation should be included the risk of therapy which is: Lethal bleedings about 0.7%, major bleedings, nonlethal about 11% and not higher than with the alternative forms of therapy.

The long-term evaluation will in my opinion include only benefits which are: Avoidance to a certain degree of post-thrombotic syndrome which leads to great medical and economical advantages. In this long term evaluation no risks are directly related to the thrombolytic treatment, but re-thrombosis may reduce the benefit of the initial therapy.

My *final conclusion* will be as follows:

Streptokinase therapy is the best treatment, at present, in patients with acute deep vein thrombosis, not only for the initial thrombolysis, but also for the avoidance of late post-thrombotic changes. This also has beneficial economical implications.

The documentation on streptokinase is far the best among thrombolytic alternatives today, but very promising results may be expected with the more physiological thrombolysis obtained with tissue plasminogen activator.

References

Arnesen H, Heilo A, Jakobsen E, Ly B, Skaga E (1978) A prospecitve study of streptokinase and heparin in the treatment of deep vein thrombosis. Acta Med Scand 203:457–463

Arnesen H, Høiseth A, Ly B (1982) Streptokinase or heparin in the treatment of deep vein thrombosis. Follow-up results of a prospective study. Acta Med Scand 211:65–68

Common HH, Seaman AJ, Røsch J, Porter JM, Dotter CT (1976) Deep vein thrombosis treated with streptokinase or heparin. Follow-up of a randomized study. Angiology 27:645–654

Duckert F, Müller G, Nyman D, Benz A, Prisender S, Madar G, Da Silva MA, Widmer LK, Schmitt HE (1975) Treatment of deep vein thrombosis with streptokinase. Br Med J 1:479–481

Elliot MS, Immelmann EJ, Jeffery P, Benatar SR (1979) A comparative randomised trial of heparin versus streptokinase in the treatment of acute proximal venous thrombosis. Br J Surg 66:838–843

Johannson E, Ericson K, Zetterquist S (1976) Streptokinase treatment of deep venous thrombosis of the lower extremity. Acta Med Scand 199:89–94

Kakkar VV, Flanc C, Howe CT, O'Shea M, Flute PT (1969) Treatment of deep vein thrombosis. A trial of heparin, streptokinase and Arvin. Br Med J 1:806–810

Ly B, Arnesen H, Eie H, Hol R (1978) A controlled clinical trial of streptokinase and heparin in the treatment of major pulmonary embolism. Acta Med Scand 203:465–470

Marder VJ (1979) The use of thrombolytic agents: choice of patient, drug administration, laboratory monitoring. Ann Intern Med 90:802–808

O'Donnell TF, Browse NL, Burnand KG, Thomas ML (1977) The socioeconomic effects of an iliofemoral venous thrombosis. J Surg Res 22:483–488

Straub H (1982) Letale Komplikationen der Fibrinolyse. Münch Med Wschr 124:17–19

Tsapogas MJ, Peabody RA, Wu KT, Karmody AM, Devaraj KT, Eckert C (1973) Controlled study of thrombolytic therapy in deep vein thrombosis. Surgery 74:973–984

Thromboembolie der Lunge

K.-D. Grosser und K. Knoch

Unter dem Krankheitsbegriff Lungenembolie verstehen wir die partielle Verlegung der Lungenstrombahn durch eingeschwemmte Thrombuspartikel aus dem peripheren venösen Gefäßsystem. Die klinische Symptomatik und der Gefährdungsgrad hängen von dem Ausmaß der Okklusion und den pulmonalen oder kardialen Begleiterkrankungen bzw. Vorschädigungen ab.

Für die Behandlung stehen heute die Antikoagulantien-Therapie, die thrombolytische Therapie und die Embolektomie zur Verfügung. Außerdem muß in diesem Zusammenhang die Okklusion der Vena cava inferior zur Verhütung von Rezidivembolien erwähnt werden.

Die Frage, welche Behandlung im Einzelfall zu wählen ist, hängt stets in erster Linie von dem klinischen Schweregrad ab. Aus diesem Grund steht die Untersuchung und Einordnung des Krankheitszustandes am Beginn jeder Behandlung. In diesem Zusammenhang soll zunächst unser Vorschlag vorgestellt werden, in dem eine Einteilung der Lungenembolie in 4 Schweregrade vorgeschlagen wird [6] (Tabelle 1). Die Lungenembolie Grad I wird in 80% der Fälle nicht diagnostiziert (Soloff) (Tabelle 2). Gerade bei dieser Form ist das Darandenken von besonderer Bedeu-

Tabelle 1. Schweregrade der Lungenembolie

L.E. Grad I	hämodynamische Folgen: Ø pathologische arterielle Blutgaswerte: Ø	kurzfristige klinische Symptome evtl. Folgezustände = kleiner Lungeninfarkt, Fieber, Pleuraerguß, Hämoptyse.
L.E. Grad II	hämodynamische Folgen: (+) pathologische arterielle Blutgaswerte: Ø	Leichtgradige, jedoch anhaltende klinische Symptome, evtl. Folgezustände: Lungeninfarkt, Fieber, Pleuraerguß, Hämoptyse.
L.E. Grad III	hämodynamische Folgen: + pathologische arterielle Blutgaswerte: +	deutliche klinische Symptomatik
L.E. Grad IV	hämodynamische Folgen: + + pathologische arterielle Blutgaswerte: + +	Schocksymptomatik

Tabelle 2. Lungenembolie Grad I

Symptome: nur kurzfristig, Minuten–Stunden
plötzliches Eintreten von:
Dyspnoe
Hyperventilation
Angstgefühl
Husten
Hämoptyse
oder umschriebener atemabhängiger Thoraxschmerz

Befunde:
Plötzliches Einsetzen von:
Fieber
Tachykardie
Pleurareiben

Wichtigste diagnostische Maßnahme:
Nachweis einer peripheren Thrombose
Phlebographie

Tabelle 3. Prädisponierende Krankheiten und Faktoren für thromboembolische Komplikationen

Chirurgisch	*Internistisch*
Thromboembolische Vorerkrankung	Thromboembolische Vorerkrankung
Varikosis	Varikosis
Postoperative Zustände	lange Bettlägerigkeit
Orthopädische Operation Operation d. unteren Extremität Operation im Bauch- oder Beckenbereich	Herzkrankheiten Herzinfarkt Herzinsuffizienz
Unfälle, besonders	chron. Lungenerkrankungen
Polytraumata d. unteren Extremitäten u. des Beckens	maligne Tumoren
Schwangerschaft, Geburt	Blutkrankheiten
Wochenbett	lange Flugreisen
	lange Busfahrten
	Einnahme oraler Antikonzeptiva

tung, da in einem hohen Prozentsatz der Patienten mit fulminanter Lungenembolie (Grad IV) kleine Embolien vorausgehen. Die Tabelle über die prädisponierenden Faktoren bzw. Krankheiten soll darauf hinweisen, bei welchen Patienten eine besonders sorgfältige wiederholte Untersuchung zur Erkennung peripherer Thrombosen notwendig ist (Tabelle 3). Zum Nachweis ist neben den nicht-invasiven Verfahren die Phlebographie nach wie vor die aussagekräftigste Untersuchungsmethode.

Bei der Untersuchung ist nach kurzfristigen Atemnotzuständen, Schwindelzuständen oder Bluthusten zu fragen. Außerdem siedeln sich kleine Embolien in Pleuranähe an und lösen nicht selten pleuritische

Tabelle 4. Lungenembolie Grad II

Symptome: Länger anhaltend, 12 Stunden bis einige Tage
plötzliches Einsetzen von:
- Dyspnoe
- atemabhängiger umschriebener Thoraxschmerzen
- Husten
- Unruhe, Angst
- Hämoptyse
- Schwitzen
- Synkope

Befunde:
- Tachypnoe
- Tachykardie
- Pleurareiben
- Zyanose
- Rasselgeräusche
- (pO_2-Druck häufig erniedrigt bis normal)

Diagnostische Zusatzuntersuchungen:
- EKG
- Röntgen-Thorax-Untersuchung
- Arterieller pO_2-Druck
- Phlebographie
- Lungenperfusionsszintigramm, evtl. Angiographie

Reizzustände aus. Die Entwicklung kleiner Lungeninfarkte ist bei dieser Form ebenfalls nicht selten.

Bei der Lungenembolie Grad II handelt es sich um eine Embolisierung lobärer oder segmentärer Pulmonalarterienäste (Tabelle 4). Wie bei Grad I führt diese Form ebenfalls häufig zu pleuritischen Reizzuständen und Lungeninfarkten. Daher werden neben Atemnotzuständen auch oft atemabhängige Pleuraschmerzen angegeben, nicht selten verbunden mit Auftreten von Bluthusten. Auch über Schwindel oder Synkopen wird bei diesen Kranken geklagt, besonders beim ersten Aufstehen oder beim Gang zur Toilette.

An klinischen Befunden ist die Tachykardie und evtl. das Pleurareiben zu nennen. Bei der Untersuchung der arteriellen Blutgaswerte ist der Sauerstoffdruck oft leicht erniedrigt. Der Blutdruck ist normal, der Pulmonalarteriendruck ebenfalls normal oder geringfügig erhöht. Die Röntgen-Untersuchung der Thoraxorgane zeigt erst im Verlauf häufig einen Pleuraerguß oder Lungeninfarkt. Indirekte Zeichen in Form von Zwerchfellhochstand, vergrößerte Hili und Aufhellung des betroffenen Bezirks (Westermarksches Zeichen) können die Verdachtsdiagnose verstärken, bringen jedoch keine definitive Entscheidungshilfe. Auch bei diesen Kranken sollte die Phlebographie durchgeführt werden. Eine Bestätigung der Lungenembolie ist bei Berücksichtigung der Fehlermöglichkeiten durch das Perfusionsszintigramm zu erhalten. Unter bestimm-

Tabelle 5. Lungenembolie

Grad III	Grad IV
Symptome:	*Symptome und klinische Befunde:*
plötzliches Einsetzen von	wie Grad III
Dyspnoe	zusätzlich:
Thoraxschmerz	ausgeprägte Schocksymptomatik
Unruhe, Angst	
Husten	
Hämoptyse	
Schwitzen	
Synkopen	
Klinische Befunde:	
Tachypnoe	
Tachykardie	
Fieber	
Rasselgeräusche	
Pleurareiben	
Zyanose	
pO_2-Druck kleiner als 60 mm Hg	
Lungenangiographie – mehr als 50% Okklusion	

ten Voraussetzungen kann es notwendig sein, die Angiographie der Lungengefäßstrombahn durchzuführen (auf die Indikation wird später eingegangen).

Das Stadium III ist in der Regel gekennzeichnet durch deutliche klinische Symptome und Befunde (Tabelle 5). Atemnot und Thoraxschmerz stehen im Vordergrund der Beschwerden. Die Patienten bieten einen schwerkranken Eindruck, sind kaltschweißig und meist hypoton. Sehr häufig liegen Sinustachykardie oder andere tachykarde Herzrhythmusstörungen vor. Der Sauerstoffpartialdruck im arteriellen Blut ist deutlich erniedrigt, der Druck in der A. pulmonalis ist erhöht. Die Angiographie zeigt einen Perfusionsausfall über 50%.

Von diesem Stadium III, das auch als massive Lungenembolie bezeichnet wird, unterscheidet sich das Stadium IV, die fulminante Lungenembolie, durch das Vorliegen einer ausgeprägten Schocksymptomatik im Sinne des kardiogenen Schocks. Diagnosehilfen sind das Elektrokardiogramm, das Röntgen-Thorax-Bild, der zentrale Venendruck und die Sauerstoffspannung im arteriellen Blut. Allerdings gelingt es nicht, durch diese Untersuchungen die Diagnose Lungenembolie zu sichern. Für eine Sicherung der Diagnose steht die Szintigraphie und die Angiographie, verbunden mit Druckmessung in der A. pulmonalis, zur Verfügung. Somit sind die entscheidenden diagnostischen Untersuchungsverfahren für die exakte Diagnosestellung die Perfusionsszintigraphie und die Lungenangiographie. Dabei handelt es sich nicht um konkurrierende, sondern um sich ergänzende Verfahren.

Ist der szintigraphische Befund normal, so ist damit eine Lungenembolie ausgeschlossen. Zeigen sich große Ausfälle bei völlig normalem Röntgenbild, so ist der szintigraphische Befund als positiv für eine Lungenembolie anzusehen. Fraglich positiv und damit in der Aussage unsicher ist der szintigraphische Befund bei pulmonalen oder kardialen Vorschädigungen, besonders wenn bereits im Übersichtsröntgenbild Veränderungen zu erkennen sind, die einen pathologischen Perfusionsausfall bewirken können. In diesem Fall sollte unbedingt eine Angiographie angeschlossen werden bzw. bei pathologischen Röntgen-Thorax-Aufnahmen sollte die Szintigraphie gar nicht erst durchgeführt werden, sondern gleich die Angiographie vorgenommen werden.

Angiographie

Diese Untersuchung dient zur Diagnosesicherung und zur Erkennung des Ausmaßes einer Lungenembolie. Durch die Benutzung eines Ballon-Angiokatheters kann die Einführung in die Pulmonalarterie komplikationslos erfolgen. Aufgrund der vorher durchgeführten Feststellung des Pulmonalarteriendruckes kann die Kontrastmittelmenge und die Injektionsgeschwindigkeit individuell eingestellt werden. Im eigenen Krankengut wurden bei einer Gesamtzahl von 244 Kranken mit Verdacht auf Lungenembolie bei 142 Patienten eine Angiographie ohne schwerwiegende Komplikationen durchgeführt. Auch aus Berichten der Literatur in der letzten Zeit werden keine Komplikationen, insbesondere keine tödlichen Komplikationen angegeben [8, 17].

Aus der Abbildung (Tabelle 6) geht hervor, daß bei über 20 Kranken ein Normalbefund erhoben wurde. Dabei handelte es sich vorwiegend um jüngere Kranke mit fraglich positivem Szintigramm. Diese Krankengruppe stellt eine besonders wichtige Patientengruppe dar, da sie ohne diese Abklärung als Lungenemboliepatienten mit allen Konsequenzen, insbesondere der langen stationären Behandlung und der längeren Antikoagulantientherapie, hätten behandelt werden müssen. Über die Indikation zur Angiographie gibt die Tabelle 7 Auskunft. Die Angiographie sollte innerhalb der ersten 48 Stunden durchgeführt werden nach Beginn

Tabelle 6. Ergebnisse der Angiographie

Gesamtzahl	142 Patienten
geringgradige Okklusion	43 Patienten
ausgedehnte Okklusion	54 Patienten
Normalbefund	45 Patienten

Tabelle 7. Indikationen zur Angiographie

Stadium I	–
Stadium II	bei fraglich positivem Szintigramm bei fehlendem Szintigramm bei kardialen oder pulmonalen Vorerkrankungen vor Schirmfilterimplantationen
Stadium III	wie bei Stad. II bei großem szintigraphischen Ausfall: vor Fibrinolyse vor Embolektomie
Stadium IV	kein Szintigramm wenn es die Zeit erlaubt: Angiographie *Ausnahme:* Bei schon eingesetztem Herzstillstand – Sofortbehandlung

der klinischen Symptomatik, da später nur noch ein positiver Befund beweisend ist [15]. Als Kriterium für ein positives Angiogramm gelten:

1. Unregelmäßige Füllungsausfälle im Verlauf der Pulmonalarterienäste.
2. Direkte Darstellung der Thrombusrückseite.
3. Kompletter Gefäßverschluß mit scharfer Kaliberunterbrechung und fehlender Darstellung distaler Abschnitte.

Behandlung

An Behandlungsmöglichkeiten für die akute Lungenembolie stehen die Heparinbehandlung, die thrombolytische Therapie und die pulmonale Embolektomie zur Verfügung. Stellt man die verschiedenen Behandlungsmaßnahmen gegenüber, so ist zu fragen, welche Behandlungsziele angestrebt werden und was die einzelnen Substanzen bewirken. Dabei kann man sich auf gut belegte Studien und auch auf eigene Erfahrung stützen.

Behandlungsziele sind:

1. Rezidivembolien zu verhindern, d.h. die Emboliequelle zu behandeln.
2. Lebensbedrohliche Zustände so rasch wie möglich zu bessern.

Durch die Heparinbehandlung werden zwei Behandlungsziele verfolgt und erreicht:

1. ein appositionelles Wachstum der in der Lungenstrombahn embolisierten Thromben zu verhindern,
2. die Entstehung weiterer venöser Thromben bzw. deren Vergrößerung im Quellgebiet zu verhindern.

Obgleich die Heparinbehandlung nicht thrombolytisch wirkt, schafft sie günstigere Voraussetzungen für die körpereigene Thrombolyse. Das geht auch aus den Befundergebnissen der Urokinase-Studie hervor, in der gezeigt werden konnte, daß innerhalb von 14 Tagen ein guter Rückgang der Okklusion bei Heparin-behandelten Kranken erreicht wird [1]. Weiterhin ist durch mehrere Studien belegt, daß bei Heparinbehandlungen die Rezidivrate unter 5% bleibt, wohingegen die nicht behandelten Kranken eine Rezidivrate über 40% haben und eine Letalität von über 20% aufweisen [2, 3, 4, 5, 10, 11, 26].

Bei der Entscheidung Heparinbehandlung oder Streptokinase-Therapie sollte die Untersuchung von Sasahara u. Mitarbeitern mit berücksichtigt werden, die nach einem Jahr durch Nachuntersuchungen eine Normalisierung der Mikrozirkulation bei den Kranken nach Thrombolysebehandlung festgestellt haben, hingegen bei Kranken nach Heparinbehandlung die Mikrozirkulation noch deutlich pathologisch verändert vorgefunden haben [20]. Während die schnelle Besserung hämodynamischer pathologischer Werte durch Thrombolysebehandlung eindeutig belegt worden ist, kann über eine Verbesserung der Letalität z.Z. noch keine Aussage gemacht werden. Auf der einen Seite gibt es zwar Angaben über kleine, nicht randomisierte Gruppen, in denen eine Verbesserung der Letalität bei thrombolytisch behandelten Patienten beschrieben wird gegenüber Heparinbehandelten. Durch die bisher randomisierten Gruppen konnte jedoch eine signifikante Verbesserung der Letalität bei den thrombolytisch Behandelten nicht gefunden werden [23]. Hierfür dürfte einmal die zu geringe Zahl verantwortlich gemacht werden, zum anderen spielt die Auswahl der Kranken in dieser Studie eine Rolle, da nur 12 von 155 Kranken hypotensiv waren und es sich somit nicht um die hochgradig gefährdeten Kranken handelt, die nach jetziger Ansicht am meisten von der Thrombolysetherapie profitieren können. Unbestritten ist jedoch die rasche Veränderung der Hämodynamik bei Thrombolysetherapie gegenüber der kaum veränderten pathologischen Hämodynamik nach Heparin.

Das hat dazu geführt, daß die Meinung vertreten wird, bei hochgradig pathologisch veränderten hämodynamischen Zuständen im Lungenkreislauf und im großen Kreislauf die Thrombolyse einzusetzen, d.h. bei Patienten mit Schweregrad IV und auch bei III, während bei unveränderten Druckwerten im Stadium I die Heparinbehandlung als voll ausreichend erachtet wird. Bei Schweregrad II ist die Meinung unterschiedlich (Tabelle 8). Es muß betont werden, daß bei der Entscheidung zur Thrombolyse gerade bei dieser Gruppe die relativen und absoluten Kontraindikationen besonders berücksichtigt werden müssen. Außerdem sollte erinnert werden an die Untersuchung von Sasahara, daß nach Thrombolyse die Mikrozirkulation sich völlig normalisiert, bei Heparin jedoch nicht in jedem Fall.

Bei Schweregrad III ist die Thrombolysebehandlung unstrittig. Wie bei allen anderen Schweregraden auch, muß hier besonders die Gesamtsituation berücksichtigt werden. Die Schweregradeinteilung beruht

Tabelle 8. Vorschläge zur Behandlung der Lungenembolie

Schweregrad I	Heparin
Schweregrad II	Heparin oder Streptokinase bzw. Urokinase, intravenös oder intrapulmonal
Schweregrad III	Streptokinase bzw. Urokinase, intrapulmonal
Schweregrad IV	hoch dosiert, wenn möglich intrapulmonal oder intravenös, Streptokinase

ja vorwiegend auf klinischen Gesichtspunkten, d.h. es befinden sich auch Kranke mit pulmonaler oder kardialer Vorschädigung darunter mit Okklusionsgraden unter 50%. Aber gerade bei dieser Krankengruppe muß auf die schnelle Normalisierung bzw. die Besserung der Hämodynamik besonderer Wert gelegt werden. Außerdem sollte bei dieser Gruppe alles getan werden, um Spätfolgen so gering wie möglich zu halten. Da bei den meisten Patienten der Angiographiekatheter wegen der zuvor durchgeführten Angiographie bereits in der A. pulmonalis liegt, wird empfohlen, Streptokinase bzw. Urokinase intravasal in die Pulmonalarterie zu verabreichen. Dadurch werden gleichzeitig die Kontrolluntersuchungen der pulmonalarteriellen Drücke ermöglicht. Eine weitere Variation soll bei der fulminanten Lungenembolie angeführt werden: In Einzelberichten wird über eine rasche Besserung nach Behandlung mit hochdosierten Streptokinasegaben, entweder systemisch oder intrapulmonal, berichtet. Nach den guten Erfahrungen mit dieser Therapie sollte bei bedrohlichen Situationen diese hochdosierte Therapie empfohlen werden.

Während bei der Verabreichung der Heparindosis weitgehend Übereinstimmung herrscht, d.h. initial 10 000 E, dann 30–40 000 E pro Tag, wird die thrombolytische Behandlung nach Dosis und Dauer noch nicht einheitlich gehandhabt [1, 7, 12, 21, 22, 23, 24] (Tabelle 9). Hält man sich an die bisherigen Publikationen über Dosis und Dauer, so kommt man zu folgendem Schluß für die Behandlung des Schweregrads III (Tabelle 10): die einzigen gut fundierten Studien sind die der UPET und der UPSET. Sowohl die lytische Wirkung in kurzer Zeit, als auch die Normalisierung der Mikrozirkulation nach einem Jahr lassen Dosis und Dauer dieser Behandlungen als gutes Maß erscheinen, d.h. man wird die Behandlung mit initial 250 000 E einleiten und dann für 24 Stunden eine Dauerbehandlung mit 100 000 E/h durchführen, um anschließend mit Heparin zu behandeln. Unter Berücksichtigung der individuellen Situation des Patienten muß dann entschieden werden, ob eine weitere thrombolytische Behandlung wegen der zugrunde liegenden Quellthrombosen fortgesetzt werden sollte. Maßgebend für diese Entscheidung sind die Richtlinien für die thrombolytische Therapie peripherer

Tabelle 9. Übersicht über Empfehlung zur Behandlung mit Streptokinase

Intravenös	Einzeldosis	Erhaltungsdosis	Zeit
Tibbut, 1974	600 000 E	100 000 E/h	72 Std.
Ly, 1978	250 000 E	100 000 E/h	72 Std.
Upset, 1973 (Urokinase)	4 400 E/kg	4 400 E/kg	12 Std.
Upset, 1974 (Urokinase)	4 400 IE/kg	4 400 IE/kg	12 u. 24 Std.
Streptokinase	250 000 E	100 000 E/h	24 Std.
eigene Untersuchungen 1978	250 000 E	100 000 E/h	24 Std.
Heinrich, 1982	250 000 E	100 000 E/h	1–6 Tage
Intrapulmonal			
Tebbe, 1982	200 000 E– 1 Mill.	100 000 E/h	unterschiedlich, mind. 12 Std.
Fischer, 1983	750 000 E– 1 Mill.	100 000 E/h	2–5 Tage
eigene Untersuchungen	250 000 oder 1 Mill. E	100 000 E/h	6 Std. lang
Luomanmäki, 1982	250 000–600 000	100 000 E/h	4 Std. bis 4 Tage

Tabelle 10. Empfehlungen zur Heparindosierung und Streptokinasedosierung

Grad I	Heparin, initial 5–10 000 E i. v. 30–40 000 E i. v. innerhalb von 24 Std. 8–10 Tage
Grad II	Heparin, siehe oben, oder Streptokinase i. v. oder intrapulmonal initial 250 000 E 15 Minuten 100 000 E/h – 24 Std. Urokinase – initial 4000 E/kg 4000 E/kg/h – 24 Std.
Grad III	Streptokinase bzw. Urokinase intrapulmonal Dosierung siehe bei Stadium II
Grad IV	intrapulmonal oder intravenös Streptokinase oder Urokinase initial 1 Mill. E 20 Minuten 100 000 E/h – 24 Std.

Thrombosen. Diese Überlegungen gelten für das Stadium III, kommen aber auch unter bestimmten Umständen für Patienten mit dem Schweregrad II zur Anwendung.

Bei Schweregrad IV sollte aufgrund der bisher vorliegenden Beobachtungen nach Möglichkeit in die Pulmonalarterie eine hochdosierte Streptokinase- bzw. Urokinasebehandlung erfolgen. Als Dosis, die weitgehend komplikationslos vertragen wird, sollten 1 Mill. E Streptokinase in 20

Minuten erfolgen, im Anschluß daran 100 000 E/h. In Zusammenhang mit der Infusion in die betroffenen Pulmonalarterien kann es von Vorteil sein, mit einem etwas größeren Katheter, z. B. Chariere Nr. 8, zu versuchen, den Thrombus zu fragmentieren [21]. Auf diese Weise gelingt es schneller, die Hämodynamik zu verbessern. Dieses Verfahren konnte auch bei eigenen Patienten mit gutem Erfolg eingesetzt werden. Häufig besteht bei Schweregrad IV die Notwendigkeit, sofort die thrombolytische Therapie einzuleiten, ohne daß eine Angiographie durchgeführt wird bzw. ein Pulmonalkatheter eingeführt wird. Dabei muß in Kauf genommen werden, daß auch eine andere Ursache als eine Lungenembolie in Frage kommt. Da es sich jedoch meist um einen akuten Herzinfarkt als Ursache dann handelt, ist diese Behandlung ja nicht falsch, sondern sogar nach heutiger Ansicht indiziert.

Für das therapeutische Ziel, lebensbedrohliche Zustände so rasch wie möglich zu bessern, ist als chirurgische Möglichkeit die pulmonale Embolektomie anzusehen [18]. Nach Abwägung aller Vorschläge zur Indikation, die von manchen Autoren sehr großzügig gewählt wurden, werden folgende Indikationen heute anerkannt:

Stadium IV – nach 3stündiger vergeblicher thrombolytischer Behandlung

Stadium III und evtl. auch IV – bei absoluter Kontraindikation zur Thrombolyse.

Bei Stadium III sollten folgende Voraussetzungen gegeben sein:

1. Eine Fibrinolyse ist kontraindiziert
2. Die Okklusion muß über 50% betragen
3. Es dürfen keine präembolischen schwere pulmonale oder kardiale Erkrankungen vorliegen.

Da die pulmonale Embolektomie in herzchirurgischen Zentren mittels Herz-Lungenmaschine durchgeführt wird, sind diese Möglichkeiten der Behandlung erheblich eingeengt. Bei der großen Zahl der herzchirurgischen Zentren sollte jedoch jedes Krankenhaus, das über eine Angiographie verfügt, mit dem nächst gelegenen Zentrum in Kontakt treten und verabreden, wie eine schnelle Verlegung durch Hubschrauber oder Krankenwagen bei entsprechender Indikation in die Wege geleitet werden kann. Beispiele dafür sind die Zusammenarbeit Mainz–Frankfurt oder Krefeld–Köln [7]. Schließlich muß als weitere Methode zur Verhinderung von Lungenembolierezidiven die Schirmfilterimplantation erwähnt werden. Nach unserer Vorstellung gelten folgende Indikationen:

1. Rezidivierende Lungenembolie trotz Antikoagulation.
2. Rezidivierende Lungenembolie bei nachgewiesener ausgedehnter Thrombose und Kontraindikation zur Antikoagulation.
3. Frische Beinvenenthrombose mit flottierenden Thromben vor Operationen.

Eine Cavaligatur kommt nur im Zusammenhang mit pulmonaler Embolektomie als notwendiger zusätzlicher Eingriff in Betracht. Bei allen anderen Indikationen hat sich die Schirmfilterimplantation durchgesetzt.

Zusammenfassend ist festzustellen, daß zum heutigen Zeitpunkt eine Reihe von gesicherten therapeutischen Maßnahmen bei akuter Lungenembolie zur Verfügung stehen. Der Einsatz spezifischer Behandlungsverfahren, seien sie konservativer oder chirurgischer Art, sollte jedoch immer streng an den Stand der diagnostischen Erkenntnis gekoppelt sein. Die Basis und die Voraussetzung für eine individuelle spezifische, diagnostische Planung ist die sorgfältige klinische Untersuchung durch einen erfahrenen Arzt.

Literatur

1. A national cooperative study. The urokinase pulmonary embolism trial. Circulation 47, Suppl. II (1973)
2. Barker, N. W.: Thrombophlebitis complicating infections and systemic disease. Proc. May. Clin. 11, 513 (1936)
3. Barrit, D. W., S. G. Jordan: Anticoagulant drugs in treatment of pulmonary embolism. Lancet I, 1309 (1960)
4. Basu, D. et al.: A prospective study of the value of monitoring heparin treatment with the activated partial thromboplastine time. New Eng. J. Med. 287, 324 (1972)
5. Coon, W. W. et al.: Assessment of anticoagulant treatment of venous thromboembolism. Am. Surg. 170, 559 (1969)
6. Grosser, K. D.: Lungenembolie, Erkennung und differentialtherapeutische Probleme. Der Internist, 21, 273 (1980)
7. Grosser, K. D.: Sofortmaßnahmen bei akuter Lungenembolie, Verh. dtsch. Ges. inn. Med. 84, 334 (1978)
8. Heinrich, F., Klenk, S. K., Fenn, K.: Pulmonalangiographische Kontrollen fibrinolytischer Therapie bei Lungenembolie. In: Fibrinolytische Therapie, Seite 407, Herausgeber: G. Trübestein, F. Etzel, F. K. Schattauer-Verlag, Stuttgart–New York 1982.
9. Heinrich, F., Klenk, K.: Lungenembolie. Springer-Verlag, Berlin, Heidelberg, New York 1981
10. Hermann, R. E. et al.: Pulmonary embolism. Am. J. Surg. 102, 19 (1961)
11. Lasch, H. G.: Zur konservativen Therapie der Lungenembolie, Langenbeck's Archiv Chir. 325, 1052 (1969)
12. K. Luomanmäki, M. S. Nieminen, J. Heikkilä: Experience with fibrinolytic therapy of major pulmonary embolism. In: Fibrinolytische Therapie, Herausgeber: G. Trübestein, F. Etzel, F. K. Schattauer-Verlag, Stuttgart–New York, 1982, Seite 385.
13. Ly, B. et al.: A controlled clinical trial of streptokinase and heparin in the treatment of major pulmonary embolism. Acta Med. Scand. 203, 465 (1978)
15. Novelline, R. A., Baltarowich, O. H. et al.: The clinical course of patients with suspected pulmonary embolism and negativ pulmonary arteriogram. Radiology 125, 561 (1978)
16. O'Sullivan E. F., J. Hirsh, R. A. Mc Carthy: Heparin in the treatment of venous thromboembolic disease. Med. J. Austr. 2, 153 (1968)

17. Raddant, R., E. J. Fischer, R. Thänning, K. Schulze: Die angepaßte thrombolytische Therapie der Lungenembolie. Intensivmedizin 20, 141 (1983)
18. Satter, P.: Die Embolektomie bei Lungenembolie. Verh. dtsch. Ges. inn. Med. 84, 356 (1978)
19. Soloff, L.: Am. Heart J. 43, 102 (1964)
20. Sasahara, A. A., G. V. R. K. Sharma et al.: Comparison of Fibrinolytic and Heparin Therapy of acute pulmonaly embolism: Functional results at One Year (S. 104). In: Fibrinolytic Therapy, Herausgeber: G. Trübestein, F. Etzel, F. K. Schattauer Verlag, Stuttgart, New York, 1982.
21. Tebbe, U., H. Köstering, G. Sauer, H. Kreuzer, K. L. Neuhaus: Modifizierte Diagnostik und Therapie bei der akuten massiven Lungenembolie. Seite 392. In: Fibrinolytische Therapie, Herausgeber: G. Trübestein, F. Etzel, F. K. Schattauer-Verlag, Stuttgart, New York 1982.
22. Tibbut, D. A., Davies I. A. et al.: Comparison by controlled clinical trial of streptokinase and heparin in treatment of life-threatening pulmonary embolism. Brit. Med. J. I., 343, 1974
23. Urokinase–Streptokinase. Pulmonary Embolism Trial. A cooperative study. J. Amer. Med. Ass. 229, 1606 (1974)
24. Van de Loo, J.: Antikoagulantien und Thrombolytika in der Behandlung der akuten Lungenembolie. Verh. dtsch. Ges. inn. Med. 84, 348 (1978)
25. Wilcox, W. C., Jakowski, T. L.: Thrombolysin therapy in acute main pulmonary thromboemboli. In: Thrombolytic therapy, Herausgeber: E. F. Mammen, G. F. Anderson, J. J. Barnhart, F. K. Schattauer-Verlag, Stuttgart, New York, S. 283 (1971)
26. Zilliacus, H.: On the specific treatment of thrombosis and pulmonary embolism with anticoagulants. Acta Med. Scand. 1, Suppl. 171 (1946)
27. Miller, G. A. H., Sutton G. C. et al.: Comparison of streptokinase and heparin in treatment of isolated acute massive pulmonary embolism. Brit. Med. J. I 681 (1971)

Intravenöse Streptokinase-Kurzzeitinfusion bei akutem Myokardinfarkt

R. Schröder

Einleitung

Die Behandlung des akuten Myokardinfarktes mit intrakoronarer Streptokinase-Infusion bleibt wegen des erforderlichen technischen und personellen Aufwandes auf einen kleinen Teil aller Patienten begrenzt. Wir haben uns daher die Frage gestellt, ob auch mit einer frühzeitig gegebenen, intravenösen hochdosierten Kurzzeitinfusion von Streptokinase eine schnelle Wiedereröffnung eines thrombotisch verschlossenen Infarktgefäßes erreicht werden kann. Bei 11 von 21 Patienten, die innerhalb von 6 Std. nach Einsetzen der Infarktsymptomatik eine 30minütige intravenöse Infusion von 500 000 E Streptokinase erhalten hatten, konnte Rekanalisation eines total verschlossenen Infarktgefäßes nachgewiesen werden.

Erfolgsrate

Tabelle 1 zeigt angiographisch belegte Rekanalisationsraten komplett verschlossener Koronararterien durch intravenöse Streptokinase-Infusion, 500 000 E innerhalb von 30 Minuten bis 1,5 Mill. E innerhalb von 60 Minuten [1]. Die Erfolgsrate von 58% ist etwas niedriger als die für in-

Tabelle 1. Rekanalisierung einer total verschlossenen Koronararterie durch intravenöse Streptokinase-Infusion. Drei Autoren verglichen die Wirksamkeit intravenöser Streptokinase mit intrakoronarer Streptokinase-Applikation [aus [1]]

	i.v. SK Rekanalisierung Zahl d. Pat.	Zeit bis Rekanal. Min.	i.k. SK Rekanalisierung Zahl d. Pat.	Zeit bis Rekanal. Min.
Schröder et al.	11/21 (52%)	44±19	–	–
Neuhaus et al.	24/38 (63%)	48±13	27/36 (75%)	33±15
Spann et al.	10/20 (50%)	30–60	–	–
Blunda et al.	8/12 (67%)	54±28	11/13 (85%)	27±14
Huhmann et al.	13/22 (59%)	105±68	20/26 (77%)	55±28
	66/113 (58%)		58/75 (77%)	

trakoronare Streptokinase-Infusion angegebenen 77%. Diese Differenz ist dadurch zu erklären, daß Lyse eines Koronarthrombus mit intravenöser Streptokinase etwas länger als mit intrakoronarer Applikation dauert. Aufgrund der begrenzten Beobachtungszeiten wurden später auftretende Rekanalisationen nicht erfaßt.

75 Patienten mit sich ausbildendem Myokardinfarkt erhielten eine intravenöse Streptokinase-Infusion von 500 000 E (30 Min.) oder 1,5 Mill. E (60 Min.) innerhalb von 6 Std. nach Einsetzen der Infarktsymptomatik. Bei Angiographie 4 Wochen später fand sich bei 84% der Patienten ein offenes Infarktgefäß. Werden 6 Patienten mit Reinfarkt nach Behandlung ausgeschlossen, hatten alle 36 Patienten, bei denen die Streptokinase-Infusion innerhalb von 3 Std. nach Infarktbeginn eingeleitet wurde und 27 von 33 Patienten (82%), bei denen die Behandlung zwischen 3–6 Std. nach Einsetzen der Infarktsymptomatik begonnen wurde, ein offenes Infarktgefäß [1]. Bei einer Kontrollgruppe von 52 Patienten ohne Streptokinase- oder Heparinbehandlung fand sich nur bei 13 Patienten (25%) eine nicht total verschlossene Infarktarterie.

Nachweis der Wiederherstellung des koronaren Blutflusses durch Änderungen der Serum Kreatinin (CK) Aktivität

Lyse eines Koronarthrombus ist wahrscheinlich genau so häufig mit intravenöser wie mit intrakoronarer Streptokinase-Applikation zu erreichen [2]. Von entscheidender Bedeutung ist jedoch die Thrombus-Lyse-Zeit. Nach Reperfusion einer experimentell verschlossenen Koronararterie steigt die CK im Blut schnell an und erreicht deutlich früher als bei einer 24-Std.-Okklusion ein höheres Maximum [3]. Diese experimentellen Befunde entsprechen dem Verlauf der seriellen Serum CK und CK-MB Aktivitätskurven bei Patienten mit sich ausbildendem Myokardinfarkt nach Revaskularisation. Wenige Minuten nach der Reperfusion steigt die Aktivität steil an und erreicht ein „wash-out“ Maximum [4] nach 4–12 Std. [5] bzw. nach 4,7–12,5 Std. [6]. Bei Patienten mit angiographisch nachgewiesener Rekanalisation eines total verschlossenen Infarktgefäßes betrug die Zeit vom Beginn der intravenösen Streptokinase-Infusion bis zum CK-MB Maximum 9,4 ± 2,8 Std., bei Patienten mit persistierendem Koronararterienverschluß 18,15 ± 1,9 Std. [6]. Von 50 Patienten ohne Angiographie in der Akutphase zeigten 6, bei denen Angiographie in der 4. Woche ein offenes Infarktgefäß nachwies, keinen signifikanten Anstieg der Serum CK-MB Aktivitätskurve über 15 E. Bei diesen Patienten war die intravenöse Streptokinase-Infusion frühzeitig, d. h. 1,1 ± 0,8 Std. nach Einsetzen der Symptome, eingeleitet worden. Bei den verbleibenden 44 Patienten betrug die Zeit vom Beginn der intravenösen Streptokinase-Infusion bis zum CK-MB Maximum 9,6 ± 3,6 Std. Angiographie in der 4. Woche wies bei 8 dieser 44 Patienten einen Verschluß der infarktbezogenen Koronararterie nach, wovon 5 Patienten nach Behandlung einen Reinfarkt erlitten hatten. Das Zeitintervall zwischen Einsetzen der Infarktsymptomatik und CK-MB Maximum betrug bei diesen 44 Patienten 12,7±4,3 Std., ein hochsignifikanter Unterschied zum entsprechenden Zeitintervall von 21,0±4,6 Std. bei einem Kontrollkollektiv von 67 Patienten ohne Streptokinasebehandlung.

Somit kann in den meisten Fällen auf eine schnelle Rekanalisation einer verschlossenen Koronararterie geschlossen werden, auch wenn einige Patienten vielleicht nur einen subtotalen Verschluß hatten. Bei Patienten mit thrombotisch subtotalem Verschluß wurden wie bei Patienten mit Wiedereröffnung einer verschlossenen Infarktarterie frühzeitige, wenn auch niedrigere Maxima der CK-MB Kurve beobachtet. Solche Patienten können am meisten von einer thrombolytischen Behandlung profitieren, weil der bedrohliche Thrombus aufgelöst und der koronare Blutfluß wiederhergestellt wird [4]. Die geringe Verzögerung bis zur Wiederherstellung des koronaren Blutflusses durch intravenöse Streptokinase gegenüber intrakoronarer Applikation wird mehr als wettgemacht durch die Tatsache, daß eine systemische Streptokinase-Infusion ohne Zeitverlust eingeleitet werden kann. Intravenöse Streptokinasebehandlung ohne vorangehende Angiographie führt nicht nur zu Zeitgewinn, sondern auch zu kürzeren Thrombus-Lyse-Zeiten durch früher einsetzende Behandlung [4]. Unter normalen klinischen Bedingungen beträgt die mittlere Zeitverzögerung bei Durchführung einer Angiographie mindestens 1 Std. In einer kürzlich veröffentlichten randomisierten Studie wurde die durchschnittliche Zeit zwischen Randomisierung und Beginn der intrakoronaren Streptokinasebehandlung mit ca. 1,5 Std. angegeben [5].

Reststenosierung der Infarktarterie

Bei Angiographie in der 4. Woche fand sich bei 75 Patienten mit hochdosierter intravenöser Streptokinase-Kurzzeitinfusion in 63% eine verbleibende Durchmesserstenose von weniger als 70%. 21% hatten einen subtotalen Verschluß mit einer Durchmesserstenose zwischen 70–82%, und bei 16% war das Infarktgefäß verschlossen. Bei einer Kontrollgruppe von 52 Patienten ohne Streptokinase oder Heparin in der Akutphase fand sich in 94% entweder ein totaler oder subtotaler Verschluß des Infarktgefäßes [2, 6]. Daraus ergibt sich die Schlußfolgerung, daß, obwohl nach erfolgreicher Streptokinasebehandlung am Ort des vorangegangenen thrombotischen Verschlusses eine signifikante arteriosklerotische Stenose fortbesteht, das Ausmaß der Koronarerkrankung in den meisten Fällen dasselbe ist wie bei Patienten mit stabiler oder sogar ohne Angina pectoris.

Rettung ischämischen Myokardgewebes?

Die Tatsache, daß Lyse eines Thrombus, entweder durch intrakoronare oder durch intravenöse Streptokinase, in den meisten Fällen zur Wiederherstellung des koronaren Blutflusses führt, bedeutet nicht notwendigerweise eine Verbesserung von Morbidität und Mortalität. Lyse eines Koronarthrombus ist nicht Selbstzweck, sondern Nekrose und Funktionsstörungen gefährdeten Myokardgewebes sollen dadurch vermindert werden. Versuche, durch medikamentöse Behandlung eine sich ausbildende Nekrose zu verkleinern, waren im Tierexperiment von relativ kurzer Dauer erfolgreich, waren aber beim Menschen wenig überzeugend in bezug auf Rettung von Myokardgewebe und wesentliche Langzeitwirkung [7]. Kürzlich durchgeführte Tierversuche lassen vermuten, daß allein die Wiederherstellung des koronaren Blutflusses eine Nekrose verringern kann, während Reduzierung des myokardialen Sauerstoffbedarfs und andere Maßnahmen, die nicht zu einem wesentlichen Anstieg des koronaren Blutflusses führen, das Fortschreiten einer Nekrose zwar verlangsamen, die endgültige Infarktgröße jedoch nicht signifikant verkleinern können [8]. Bei Hunden wurde nach Koronararterienverschluß beobachtet, daß sich die Nekrose vom subendokardialen zum subepikardialen Myokardium hin ausbreitet [9]. Nach 6 Std. vollständiger Ischämie ist normalerweise nur ein unbedeutender Teil des Myokards noch zu retten [5, 9, 10]. Allerdings führt Reperfusion nach 2–4 Std. zu signifikanter struktureller und funktioneller Erholung und zu Rettung wesentlicher Teile des Gewebes [5, 9, 10, 11]. Schädigung durch Reperfusion wird kaum auftreten, allerdings beschleunigt Reperfusion den Zerfall irreversibel geschädigten Gewebes [9]. Nach Reperfusion kommt es über eine Zeitdauer bis zu einigen Wochen zu allmählicher funktioneller und biochemischer Wiederherstellung [10, 11, 12].

Diese experimentellen Befunde stimmen mit Beobachtungen an Patienten mit frühzeitiger Wiederherstellung des koronaren Blutflusses durch intravenöse oder intrakoronare Streptokinase-Infusion überein. Erhaltung gefährdeten Myokardgewebes konnte bei vielen Patienten nachgewiesen werden, bei denen die Behandlung 3–4 Std. nach Einsetzen der Infarktsymptomatik begonnen wurde [5, 6, 12, 13, 15, 16], jedoch nicht bei Patienten mit später Reperfusion 5,5 oder mehr Stunden nach Einsetzen der Symptome [14, 17]. Innerhalb der ersten 24 Std. zeigte sich keine, in der 4. Woche jedoch eine signifikante funktionelle Besserung [6]. Allerdings kann dyskinetisches oder akinetisches, jedoch noch lebensfähiges Myokard nach Reperfusion auf inotrope Stimulierung reagieren, was erklären könnte, daß Patienten im kardiogenen Schock nach erfolgreicher Thrombolyse überleben konnten [5].

Zeitbegrenzung effektiver Reperfusion

Die im vorangehenden Abschnitt gemachten Angaben bedeuten, daß eine Reperfusion sehr bald nach Auftreten eines Verschlusses erreicht werden muß und daß eine größere Wirkung mehr als 3–4 Std. nach Einsetzen einer totalen Ischämie nicht erwartet werden kann. Allerdings bewirkt ein akuter thrombotischer Koronararterienverschluß beim Menschen in Abhängigkeit vom unmittelbar vorhandenen Kollateralkreislauf nur eine graduell unterschiedlich eingeschränkte distale Blutversorgung. Wahrscheinlich ist bei Patienten mit vermehrtem Kollateralfluß und/oder subtotalem oder intermittierendem thrombotischen Verschluß das Fortschreiten einer Myokardnekrose verlangsamt. Solche Patienten könnten am meisten von einer thrombolytischen Behandlung profitieren [6], wobei auch eine späte Rekanalisation noch gewisse Erfolge bringen kann [15, 18]. Grundsätzlich jedoch besteht logischerweise die größte Chance zur Rettung des zwar ischämischen, aber nicht nekrotischen Teils des gefährdeten Myokards für die Patienten, bei denen die Behandlung so früh wie möglich eingeleitet wird.

Transluminale Angioplastie und aortokoronare Bypass-Operation

Erfolgreiche Thrombolyse, selbst mit ausreichender Erhaltung von Myokardgewebe, verändert die zugrundeliegende Koronararterienerkrankung nicht. Auch nach Wiederherstellung des koronaren Blutflusses bedeutet die betroffene Koronararterie dasselbe Risiko wie vor thrombotischem Verschluß. Aus diesem Grund wird eine frühe Bypass-Operation [19] oder eine Angioplastie unmittelbar nach intrakoronarer Streptokinasegabe [20] empfohlen. Mathey et al. [19] berichten, daß die Reinfarktquote von 20% auf 4% reduziert werden konnte. Kürzlich wurden Daten der 1-Jahres-Verlaufsbeobachtung von 141 Patienten durch Meyer u. Mitarb. in Aachen veröffentlicht [21]. Für die Gesamtgruppe betrug die 1-Jahres-Sterblichkeitsquote 21%, die Quote für nicht-tödliche Reinfarkte 21%. Bei 68 Patienten mit nur subtotalem Verschluß oder erfolgreicher Rekanalisation ohne Angioplastie betrug die 1-Jahres-Sterblichkeitsrate 31% und die Rate nicht-tödlicher Reinfarkte 26%. Für eine Untergruppe von 24 Patienten mit sofort durchgeführter Angioplastie, von denen die meisten eine Eingefäßerkrankung hatten, betrug die 1-Jahres-Sterblichkeit 13% und die Quote nicht-tödlicher Reinfarkte 29%. Bei unseren Untersuchungen an 93 Patienten (Alter bis zu 75 Jahren), die eine intravenöse hochdosierte Kurzzeit-Infusion von Streptokinase erhalten hatten, betrug die 1-Jahres-Sterblichkeitsrate 13% und die Rate der nicht-tödlichen Reinfarkte 10% [6]. Ähnliche Daten wurden von Neuhaus et al. veröffentlicht [13]. Selbstverständlich ist die Zahl der Patienten in allen Untersuchungen viel zu gering, um Schlußfolgerungen zu ermöglichen. Allerdings sehen wir derzeit auch noch keine generelle Notwendigkeit, bei Patienten mit akutem Myokardinfarkt unmittelbar nach intravenöser Streptokinase-Infusion eine transluminale Angioplastie durchführen zu lassen.

Die meisten Autoren, die Streptokinase intrakoronar infundieren, weisen darauf hin, daß die Reverschluß- und/oder Reinfarktquote durch anschließende ausreichende Antikoagulation niedrig gehalten werden kann und daß bei der Mehrzahl der Patienten der weitere klinische Verlauf unter entsprechender Medikation stabil bleibt. Die gleichen Erfahrungen wurden mit intravenöser Streptokinase-Infusion gemacht [5, 6, 13, 15, 22]. Die Empfehlung zur Bypass-Operation oder Angioplastie sollte derzeit noch den allgemein akzeptierten Indikationen folgen.

Mortalität

Bis heute liegen weder für intrakoronare noch für hochdosierte intravenöse Kurzzeitinfusion von Streptokinase ausreichend umfangreiche und kontrollierte Studien über die Auswirkung einer Thrombolyse auf die Sterblichkeit vor. In den 60iger Jahren wurden 11 randomisierte Studien über Langzeit intravenöse Streptokinase durchgeführt, bei denen als Initialdosis 250 000–1 250 000 E gegeben und anschließend ca. 100 000–150 000 E pro Stunde über 12–72 Std. intravenös infundiert wurden. In einer dieser Studien betrug die Infusionsdauer für 750 000 E Streptokinase nur 3 Std. [23]. Die Ergebnisse von 6 dieser Studien deuten auf einen positiven Effekt der Behandlung hin, und in 4 Studien ist die Reduzierung der Sterblichkeit statistisch signifikant. Allerdings unterstreicht die z. T. hohe Sterblichkeit in der Kontrollgruppe, daß früher erzielte Ergebnisse nicht ohne weiteres auf die heutige Situation zu übertragen sind. Außerdem bleiben die Aussagen einiger dieser Studien wegen Fehler in der Planung, ungenauer Technologie oder Fehlens geeigneter Datenanalyse fragwürdig [2]. In allen Studien wurde die Behandlung der meisten Patienten mehr als 5–6 Std. nach Einsetzen der Infarktsymptomatik begonnen, doch es erscheint fraglich, ob eine derart spät eingeleitete Behandlung noch von wesentlichem Nutzen ist. Somit bleibt die Frage, ob eine systemische Streptokinasebehandlung während der Akutphase eines Myokardinfarktes das Leben verlängert oder nicht, weiterhin unbeantwortet [23].

Schlußfolgerungen und Perspektiven

Die Lyse eines Koronarthrombus dauert mit intravenöser Streptokinase-Infusion länger als mit intrakoronarer Applikation. Der Unterschied ist jedoch gering und könnte durch den Zeitgewinn bei sofortiger intravenöser Behandlung mehr als aufgehoben werden. Höchstwahrscheinlich wird die Lyse eines Koronarthrombus genau so häufig mit frühzeitiger intravenöser wie mit intrakoronarer Streptokinase-Gabe erreicht. Systemische Thrombolyse, eingeleitet innerhalb von 3–4 Std. nach Auftreten von Infarktschmerz, kann einen frischeren Thrombus beschleunigt lysieren und somit Wirksamkeit und Praktikabilität dieser Behandlungsart im Vergleich zu intrakoronarer Streptokinase-Applikation steigern [24]. Intravenöse Infusion von gewebespezifischem Plasminogen Aktivator, der sich an der Fibrin-Oberfläche anlagert und den Aktivationsprozeß des Plasminogen auf diese beschränkt, könnte in Zukunft eine sicherere und vielleicht wirksamere thrombolytische Behandlungsart darstellen als die systemische Streptokinase-Infusion [24].

Gegenwärtig befindet sich die Thrombolyse bei akutem Myokardinfarkt weiterhin im Untersuchungsstadium. Bestimmte Patienten können nach Thrombolyse mehr gefährdet sein als nach einem unkomplizierten kompletten Infarkt. Randomisierte Studien sollten die verschiedenen Perspektiven in bezug auf anatomische und funktionelle Untergruppen beachten [22]. Obwohl nach kürzlich von Schaper und Schaper [10] durchgeführten Tierexperimenten eine Schädigung durch Reperfusion unwahrscheinlich ist, kann nicht ausgeschlossen werden, daß (nach längerem Koronarverschluß) in bestimmten Fällen eine Reperfusion sich schädigend auf ischämisches Myokardgewebe auswirkt [12]. Weitere Studien über den Zusammenhang zwischen Nekroseausdehnung und Zeitintervall von Beginn der Symptome bis zu erfolgreicher Thrombolyse und über Faktoren und Maßnahmen, die dieses Intervall verändern, sind erforderlich. Die Ischämiedauer ist ein, wenngleich auch der wichtigste, Faktor, der das Ausmaß einer Myokardnekrose bestimmt [10]. Adjuvante Therapie mit dem Ziel einer zusätzlichen Rettung von ischämischem Myokardgewebe sollte untersucht werden [7]. Es liegen auch noch keine Erkenntnisse darüber vor, wie weit Herzruptur, Reinfarkt, schwere Arrhythmien und Herzinsuffizienz reduziert werden können oder ob sie, zumindest teilweise, nicht sogar vermehrt werden. Schwerwiegende Blutungskomplikationen sind offenbar selten [2, 13], allerdings sind bei Routinebehandlung von vielen Patienten einige Fälle von intestinalen und intrazerebralen Blutungen zu erwarten, die einen positiven Effekt z.T. aufwiegen könnten. Erforderlich sind prospektive, randomisierte Studien über die Kurz- und Langzeitmortalität sowohl bei intravenöser als auch intrakoronarer Thrombolyse, einschließlich der durch diese Behandlungsarten hervorgerufenen Komplikationsraten.

Literatur

1. Schröder R. Intrakoronare versus systemische Thrombolyse. Internist 1983; 24:396–401.
2. Schröder R. Systemic versus intracoronary streptokinase infusion in the treatment of acute myocardial infarction. J AM COLL CARDIOL 1983; 1(5):1254–61.
3. Vatner SF, Baig H, Manders WT, Maroko PR. Effects of coronary artery reperfusion on myocardial infarct size calculated from creatine kinase. J. Clin Invest 1978; 61:1048.
4. Wei JY, Markis JE, Malagold M, Blaustein A. Human serum creatine kinase kinetics following reperfusion in acute myocardial infarction. Am J Cardiol 1982; 49:1033.
5. Ganz W, Geft I, Maddahi J, Berman D, Charuzi Y, Shah PK, Swan HJC. Nonsurgical reperfusion in evolving myocardial infarction. J AM COLL CARDIOL 1983; 1(5):1247–53.
6. Schröder R, Biamino G, v. Leitner ER, Linderer TH, Brüggemann T, Heitz J, Vöhringer HF, Wegscheider K. Intravenous short-term infusion of streptokinase in acute myocardial infarction. Circulation 1983; 67:536–48.
7. Rude RE, Muller JE, Braunwald E. Efforts to limit the size of myocardial infarcts. Ann Intern Med 1981; 95:736–61.
8. Hofmann M, Hofmann M, Shaper W. Influence of hyaluronidase on infarct size following experimental coronary occlusion of short (90′) or long (24 hrs) duration. Basic Res Cardiol 1980; 75:340–52.
9. Reimer KA, Lowe JE, Rasmussen MM, Jennings RB. The wavefront phenomenon of ischemic cell death; myocardial infarction size vs duration of coronary occlusion in dogs. Circulation 1977; 56:785–99.
10. Schaper J, Schaper W. Reperfusion of ischemic myocardium: Ultrastructural and histochemical aspects. J AM COLL CARDIOL 1983; 1(4):1037–46.
11. Ellis SG, Henschke CI, Sandort T, Wynne J, Braunwald E, Kloner RA. Time course of functional and biochemical recovery of myocardium salvaged by reperfusion. J AM COLL CARDIOL 1983; 1(4):1047–55.
12. Corday E, Meerbaum S. Introduction: Symposium on the present status of reperfusion of the acutely ischemic myocardium. Part I. J AM COLL CARDIOL 1983; 1(4):1031–6.
13. Neuhaus KL, Tebbe U, Kreuzer H, Sauer G, Thiemann U, Köstering H. Intravenöse Streptokinase-Kurzinfusion beim akuten Myokardinfarkt. Hämostaseologie 1983; 2:38–43.
14. Schwarz F, Schuler G, Katus H, Hofmann M, Manthey J, Tillmanns H, Mehmel H, Kübler W. Intracoronary thrombolysis in acute myocardial infarction: Duration of ischemia as a major determinant of late results after recanalization. Am J Cardiol 1982; 50:933–37.
15. Hugenholtz PG, Rentrop P. Thrombolytic therapy for acute myocardial infarction: quo vadis? Eur Heart J 1982; 3:395–403.
16. Anderson JL, Marshall HW, Bray BE, Lutz JR, Frederick PR, Yanowitz FG, Datz FL, Klausner SC, Hagan AD. A randomized trial of intracoronary streptokinase in the treatment of acute myocardial infarction. N Engl J Med 1983; 308:1312–18.
17. Khaja F, Walton JA, Brymer JF, Lo E, Osterberger L, O'Neill WW, Colfer HT, Weiss R, Lee T, Kurian T, Goldberg AD, Pitt B, Goldstein S. Intracoro-

nary fibrinolytic therapy in acute myocardial infarction. Report of a prospective randomized trial. N Engl J Med 1983; 308:1305–11.

18. Rogers WJ, Baxley WA, Hood WP, Kirklin JK, Mantle JA, Zorn GL. Return of LV function following reperfusion in myocardial infarction – importance of subtotal stenoses or intact collaterals. J AM COLL CARDIOL 1983; 1(2):629.
19. Mathey DG, Rodewald G, Rentrop P, Leitz K, Merx W, Messmer BJ, Rutsch W, Bücherl ES. Intracoronary streptokinase, thrombolytic recanalization and subsequent surgical bypass of remaining atherosclerotic stenosis in acute myocardial infarction: complimentary combined approach affecting reduced infarct size, preventing reinfarction and improving left ventricular function. Am Heart J 1981; 102:1194.
20. Meyer J, Merx W, Schmitz H, Erbel R, Kiesslich T, Dörr R, Lambertz H, Bethge C, Krebs W, Bardos P, Minale C, Messmer BJ, Effert S. Percutaneous transluminal coronary angioplasty immediately after intracoronary streptolysis of transmural myocardial infarction. Circulation 1982; 66:905–13.
21. Dörr R, Merx W. v. Essen R, Mertes G, Schmidet WG, Lambertz H, Effert S, Messmer BJ, Meyer J. Ein-Jahres-Prognose nach selektiver intrakoronarer Thrombolyse beim akuten Myokardinfarkt. Herzmedizin 1983; 1:abstr. 41
22. Swan HJC. Thrombolysis in acute myocardial infarction: treatment of the underlying coronary artery disease. Circulation 1982; 66:914–16.
23. May GS, Furberg CD, Eberlein KA, Geraci BJ, Secondary prevention after myocardial infarction: a review of short-term acute phase trials. Progr Cardiovasc Dis 1983; XXV:335–59.
24. Collen D, Verstraete M. Systemic thrombolytic therapy of acute myocardial infarction? Circulation 1983; 68:000

Das hämostatische System während intrakoronarer und intravenöser Fibrinolysetherapie des Herzinfarktes

W. Theiss

Auf dem Umweg über die intrakoronare Fibrinolysetherapie hat auch die systemische Streptokinasebehandlung beim akuten Myokardinfarkt wieder zunehmendes Interesse erlangt. Für die praktische Durchführung beider Therapieformen ist die Kenntnis der zu erwartenden Veränderungen des hämostatischen Systems von Bedeutung: Wirksamkeit und Blutungskomplikationen hängen vom Ausmaß der induzierten Hyperfibrinolyse ab und eine eventuell gleichzeitig eingeleitete antithrombotische Therapie muß den fibrinolysebedingten Gerinnungsdefekt berücksichtigen. Darüber hinaus lassen die Auswirkungen auf das hämostatische System auch eine gewisse Wertung der verschiedenen Dosierungs- und Applikationsformen zu. Es lohnt also unverändert, nicht nur Hämodynamik, Enzym- und Radionuklidkinetik zu studieren, auch das hämostatische System verdient weiterhin sowohl bei intrakoronarer wie auch bei intravenöser Fibrinolysetherapie des Herzinfarktes beachtet zu werden. Da in der Praxis beim Herzinfarkt fast ausschließlich Streptokinase als Fibrinolytikum verwendet wird, beschränken sich die folgenden Ausführungen auf diese Substanz.

Die 3 klinisch interessanten Effekte – fibrinolytische Wirksamkeit, Blutungsneigung, Verbesserung der Fließeigenschaften – lassen sich mit einer Palette unterschiedlich aufwendiger Labortests erfassen (Tabelle 1): So kann das Auftreten einer systemischen *fibrinolytischen Aktivität*

Tabelle 1. Bedeutung hämostaseologischer Veränderungen und ihre Erfassung mit verschiedenen Labortests

	direkt	indirekt
1. Fibrinolyse	Fibrinplatten Euglobulinlysezeit	Fibrinogen Spaltprodukte Plasminogen
2. Gerinnungsdefekt	Fibrinogen Spaltprodukte	Thrombinzeit Quick-Wert
3. Rheologie	Viskosität	Fibrinogen α-2-Makroglobulin

direkt (aber aufwendig) zum Beispiel auf Fibrinplatten oder mit der Euglobulinlysezeit bestimmt werden oder aber indirekt über den Nachweis eines Fibrinogenabfalles oder über das Auftreten von Fibrin(ogen)spaltprodukten: dabei ist natürlich die Fibrinogenbestimmung methodisch am schnellsten und einfachsten. Der Abfall der Plasminogenkonzentration, also eigentlich der Verbrauch des Plasminogens, kann auch als indirekter Hinweis auf eine systemische Aktivierung der Fibrinolyse gewertet werden. Der unter Fibrinolysebehandlung auftretende *Gerinnungsdefekt* ist im wesentlichen bedingt durch die Verminderung des Fibrinogens als dem Substrat des Gerinnungsvorganges und durch den gleichzeitigen Anfall von Fibrin(ogen)spaltprodukten, die als Antithrombine wirken. Die Spaltprodukte lassen sich entweder aufwendig direkt nachweisen, etwa mit dem Merskey-Test, sie können aber auch mit der Thrombinzeit, der Reptilasezeit und sogar mit dem Quick-Wert gut erfaßt werden; Probleme treten allerdings mit der Thrombinzeit bei gleichzeitiger Gabe von Heparin und mit dem Quick-Wert bei gleichzeitiger Gabe von oralen Antikoagulantien auf. Die Verbesserung der *Fließeigenschaften* durch eine fibrinolytische Behandlung kann in Viskosimetern sowohl bezüglich der Plasma-, der Vollblut- und schließlich der sogenannen Strukturviskosität exakt gemessen werden; da all diese Meßgrößen vor allem von der Fibrinogenkonzentration und – in geringerem Ausmaß – von der α-2-Makroglobulinkonzentration abhängen [29], läßt sich das Ausmaß der rheologischen Veränderungen aber auch durch die Bestimmung von Fibrinogen und von α-2-Makroglobulin gut abschätzen. Eine ganz zentrale Rolle bei der Bewertung des fibrinolytischen Zustandes spielt also aus jedem Blickwinkel die scheinbar so einfache Bestimmung der Fibrinogenkonzentration.

Intravenöse Streptokinasebehandlung beim Herzinfarkt

Die Veränderungen des hämostatischen Systems während systemischer, intravenöser Streptokinasebehandlung sind im wesentlichen bekannt, obwohl im Rahmen der großen kontrollierten Studien bei Herzinfarkt [1–6, 10–13, 18, 24, 31, 32] erstaunlich wenig systematische Untersuchungen durchgeführt worden sind. Sieht man von der European Cooperative Study [11, 12] ab, auf die weiter unten noch näher eingegangen werden wird, so wurden direkte Tests der fibrinolytischen Aktivität systematisch nur in der australischen Studie [4] durchgeführt, Plasminogen nur in der Studie der European Working Party [13], Fibrin(ogen)spaltprodukte direkt nur in der australischen Studie [4] und indirekt mittels Thrombinzeit konsequent nur in der italienischen [10] und in der australischen [4] Untersuchung. Ergebnisse von Viskositätsmessungen wurden ausschließlich aus der European Cooperative Study Group publiziert [35]. Selbst Fibrinogenbestimmungen wurden nur für Teile der Patientengruppen [2, 12] oder recht pauschal [6, 18, 32] mitgeteilt.

Es darf daher ausführlicher auf eigene Ergebnisse [35, 36] eingegangen werden, die im Rahmen der European Cooperative Study an allen Patienten vorgenommen wurden, die an der I. Medizinischen Klinik der Technischen Universität München in die Studie aufgenommen wurden. In der Streptokinasegruppe erhielten die Patienten eine Initialdosis von 250 000 E in 20 Minuten, danach wurde die Behandlung mit 100 000 E/h für 24 Stunden fortgeführt. Kontrollpatienten erhielten ein vergleichbares Infusionsvolumen an 5% Glucoselösung. Bereits nach 60 Minuten war – gemessen an der Euglobulinlysezeit – die maximale Aktivierung der Fibrinolyse erreicht, die während der restlichen Infusionsdauer dann in etwas geringerem Ausmaß weiter aufrecht erhalten blieb und nach Absetzen der Streptokinaseinfusion rasch abklang. Das immunologisch bestimmte Plasminogen fiel während der 24stündigen Infusion kontinuierlich auf etwa 25% seiner Ausgangskonzentration. Fibrinogen bestimmt nach Clauss [7] fiel während der ersten Behandlungsstunde deutlich, jedoch in recht unterschiedlichem Ausmaß ab, lag dann ab der 4. Behandlungsstunde jedoch weitgehend einheitlich unter 100 mg/100 ml (Abb. 1). Bei Bestimmung der Fibrinogenkonzentration mit der Methode nach Ratnoff und Menzie [25] verläuft der Fibrinogenabfall etwas protrahierter und nicht ganz so ausgeprägt (Abb. 1): dabei erbringt die Bestimmung nach Ratnoff und Menzie [25] die wahren Fibrinogenkonzentrationen, da diese etwas aufwendigere Methode unabhängig von der Konzentration der Fibrin(ogen)spaltprodukte ist. Fibrin(ogen)spaltprodukte fallen aber bereits während der ersten Behandlungsstunden mit Streptokinase in großen Mengen an [36] und lassen den Fibrinogenabfall bei Bestimmung mit der Methode nach Clauss [7] aufgrund ihrer Antithrombinwirkung noch ausgeprägter erscheinen als er in Wirklichkeit ist, während sie bei Bestimmung des Hitzefibrins nach Schulz [34] genau entgegengesetzt ein falsch hohes Fibrinogen vortäuschen. Diese einfachen methodologischen Besonderheiten haben in der Diskussion um Gerinnungsveränderungen während intravenöser Kurzzeitlyse und während intrakoronarer Lyse anfangs zu erheblichen Mißverständnissen geführt, wie weiter unter noch zu sehen sein wird. Die rheologischen Veränderungen [35] schließlich laufen der nach Ratnoff und Menzie [25] bestimmten Fibrinogenkonzentration in etwa parallel, hängen doch Plasmaviskosität und Vollblutviskosität stark von der Fibrinogenkonzentration ab. Neben der eigentlichen Thrombolyse ist hier ein weiterer Ansatzpunkt der Streptokinasebehandlung zu sehen: Eine Erniedrigung der Vollblutviskosität verbessert, wie von Schmid-Schönbein et al. [30] nachgewiesen, die Perfusionsverhältnisse in der Mikrozirkulation, was – vor

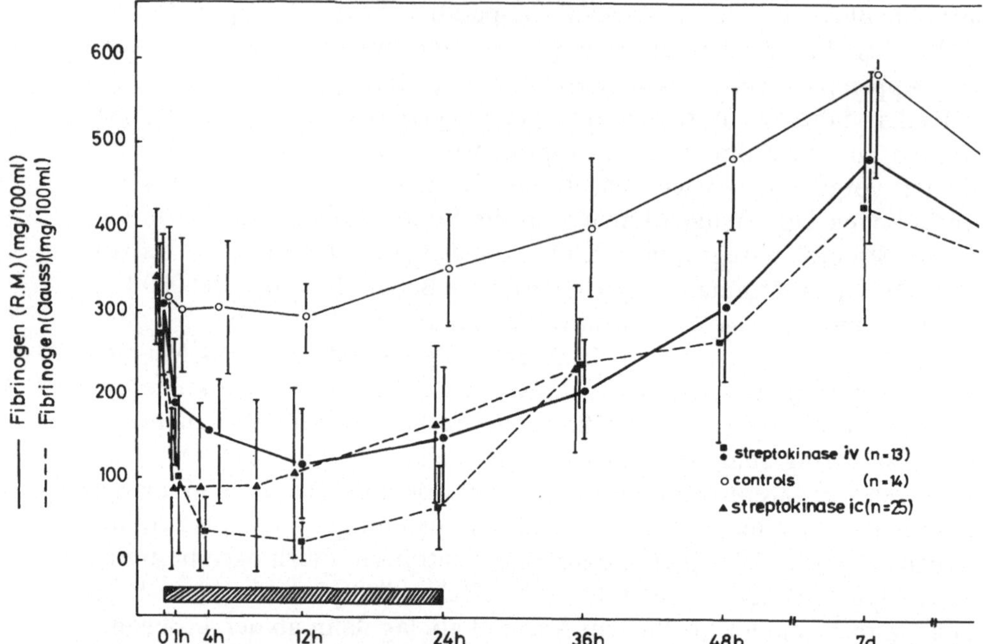

Abb. 1. Fibrinogen bei 24-stündiger intravenöser Streptokinasebehandlung (●—● bestimmt nach Ratnoff und Menzie, ■- - -■ bestimmt nach Clauss), 30 bis 90-minütiger intrakoronarer Streptokinasebehandlung (▲- - -▲ bestimmt nach Clauss) und bei nicht-fibrinolytisch behandelten Patienten mit akutem Myokardinfarkt (○—○ bestimmt nach Ratnoff und Menzie). (Nach Daten aus Cowley et al. [8, 9] und Theiss und Wirtzfeld [36]

allem im Schock – zwar auch der gesamten peripheren Mikrozirkulation zugute kommt, beim akuten Myokardinfarkt jedoch in ganz besonderem Maße der Randzone des ischämischen Myokardbezirkes und der Innenschicht des gesamten linken Ventrikels [15]. Daß diese theoretischen Überlegungen wohl auch praktische Bedeutung haben, legen Untersuchungen von Ruegsegger et al. [28] und von Wende et al. [37] nahe, bei denen eine Rettung ischämischen Myokards durch Plasmin- bzw. Streptokinasebehandlung im Tierexperiment auch dann beobachtet wurde, wenn die Ischämie nicht durch Koronarthrombose sondern durch Koronarligatur ausgelöst wurde.

Die Dosierungsschemata der großen kontrollierten Studien mit systemischer Streptokinasebehandlung bei akutem Myokardinfarkt unterscheiden sich erheblich bezüglich Initialdosis, Erhaltungsdosis und Therapiedauer (Tabelle 2): Dabei scheinen Initialdosen in dem verwendeten Bereich von 250 000 bis 1 250 000 E jedoch keine wesentliche Abweichung von dem oben ausgeführten Laborverhalten zu bewirken: bei Gabe von 600 000 E [18] oder 1 250 000 E [2] ist der initiale Fibrinogenab-

Tabelle 2. Dosierungsschemata bei 12 kontrollierten Studien über Streptokinasebehandlung bei Herzinfarkt

Initialdosis	250 000–1 250 000 E in 20–30 Min.
Erhaltungsdosis	100 000–200 000 E/h
Behandlungsdauer	3–72 h

fall nicht eindeutig schneller, ausgeprägter oder einheitlicher als bei den oben geschilderten 250 000 E. Eine längerdauernde Erhöhung der Erhaltungsdosis auf 150 000 E/h dagegen führt zu einer ausgeprägteren Plasminogenerschöpfung als 100 000 E/h, und dementsprechend sind die Veränderungen von Fibrinogenkonzentration, Fibrin(ogen)spaltprodukten, Thrombinzeit und Euglobulinlysezeit geringer ausgeprägt [16]. Die hohe Erhaltungsdosis von 150 000 E/h geht also auch mit geringeren Viskositätsveränderungen einher. Über die Gerinnungswerte bei der von Breddin et al. [6] eingeführten 3stündigen Kurzzeitlyse mit 250 000 E als Initialdosis und nachfolgend 200 000 E/h für 2½ Stunden liegen nur fragmentarische Ergebnisse bei einzelnen Patienten vor, die eine sinnvolle Diskussion nicht ermöglichen.

In jüngerer Zeit haben Neuhaus et al. [22] und Schröder et al. [33] über systemische Streptokinasebehandlung mit etwa einstündiger Infusion von etwa 1 500 000 E bei frischem Herzinfarkt berichtet. Die Göttinger Arbeitsgruppe [20] hat hierfür kürzlich detaillierte Gerinnungswerte vorgelegt; besonders hervorzuheben ist hier ein ausgeprägter Anstieg der fibrinolytischen Aktivität auf Fibrinplatten mit raschem Abfall nach Beendigung der Kurzinfusion. Dementsprechend kommt es zu einem deutlichen Anstieg der Fibrinogenspaltprodukte, die zwar nicht direkt bestimmt wurden, deren reichliches Vorhandensein sich aber aus einer deutlichen Verlängerung der Thrombinzeit, einem Abfallen des Quick-Wertes und einem scheinbaren Anstieg der immunologisch bestimmten Fibrinogenkonzentration herauslesen läßt. Für die Fibrinogenkonzentration bestimmt nach Schulz [34] wird dabei nur ein geringer Abfall von etwa durchschnittlich 340 mg/100 ml auf etwa 230 mg/100 ml gefunden, während Schröder et al. [33] bei weitgehend ähnlicher Dosierung bei Bestimmung nach Clauss [7] einen Abfall der Fibrinogenkonzentration auf unter 100 mg/100 ml bei allen so behandelten Patienten findet. Der wahre Wert liegt dazwischen, da Neuhaus et al. [22] mit dem Hitzefibrin falsch hohe Werte finden und Schröder et al. [33] mit dem nach Clauss bestimmten Fibrinogen falsch niedrige Werte, insbesondere weil hier nicht nur die Fibrin(ogen)spaltprodukte, sondern auch das von diesen beiden Gruppen in hoher Dosis zusätzlich verabreichte Heparin die Bestimmung nach Clauss [7] nach unten verfälschen.

Intrakoronare Streptrokinasebehandlung beim Herzinfarkt

Während also bei allen intravenösen Streptokinasedosierungsschemata deutliche Veränderungen des hämostatischen Systems angegeben werden, wurde in den ersten Veröffentlichungen der Göttinger Arbeitsgruppe über intrakoronare Streptokinasebehandlung mitgeteilt, daß die verabreichten Streptokinasedosen zu keinen oder allenfalls geringfügigen Veränderungen der systemischen Hämostase führten: Rentrop et al. [27] gaben für eine Streptokinasedosis von 128 000 ± 36 000 E einen nur angedeuteten Fibrinogenabfall von durchschnittlich 451 mg/100 ml auf 430 mg/100 ml an und sahen sich hierdurch in ihrer Annahme einer weitgehend lokalen Fibrinolyse bestärkt. Das war damals ein wesentliches Argument für die Kompatibilität dieser Therapie, wurde doch zum einen aufgrund des Katheterismus eine zusätzliche intensive Antikoagulation für unabdingbar erachtet und mußte der Patient zum anderen für eine eventuelle Notfalloperation vertretbare Gerinnungswerte aufweisen. Ein zusätzlicher, fibrinolyseinduzierter Gerinnungsdefekt wäre wenig tragbar erschienen.

Der Annahme einer weitgehend lokal begrenzten Fibrinolyse bei intrakoronarer Streptokinaseinfusion wurde aber bald von mehreren Arbeitsgruppen widersprochen: Ganz et al. [14], Harenberg et al. [17], Reduto et al. [26] und Cowley et al. [8] berichteten alle bereits 1981 über einen ausgeprägten Fibrinogensturz bei nahezu allen Patienten als systemische Folge der intrakoronaren Streptokinasegabe. Ursache der nur scheinbaren Diskrepanz sind auch hier wieder methodische Unterschiede bei der Fibrinogenbestimmung. Cowley et al. [9] haben kürzlich in Vertiefung ihrer früheren Befunde eine detaillierte Darstellung der Dynamik der systemischen Fibrinolyseaktivierung bei intrakoronarer Streptokinasetherapie gegeben. Bei einer Gesamtdosis von 80 000 bis 400 000 E in 30 bis 90 Minuten fiel das Fibrinogen von einem Ausgangswert von 342 ± 80 mg/100 ml bis zum Infusionsende auf 87 ± 94 mg/100 ml und blieb während der folgenden 8 Stunden im Durchschnitt unter 100 mg/100 ml; ein deutlicher Wiederanstieg auf 167 mg/100 ml zeigte sich erst nach 24 Stunden (Abb. 1). Dieser Fibrinogenabfall zeigte sich nicht etwa erst bei Erreichen einer höheren Streptokinasedosis, sondern war bereits nach Infusion der ersten 30 000 E – also nur wenige Minuten nach Beginn der intrakoronaren Streptokinasegabe – deutlich nachweisbar und nahm dann mit zunehmender Fibrinolysedauer progressiv zu. Parallel hierzu läuft ein ausgeprägter Abfall der Plasminogenkonzentration, wie er auch von anderen Arbeitsgruppen gefunden wurde [14, 19, 21] und der ein weiterer, indirekter Hinweis auf die ausgeprägte systemische Aktivierung des Fibrinolysesystems ist. Direkt nachgewiesen wurde diese systemische fibrinolytische Aktivität von Köstering et al. [21]

Tabelle 3. Behandlungsschemata bei intrakoronarer Fibrinolyse

Initialer Bolus	0–20 000 E
Erhaltungsdosis	1 000–7 000 E/min
Infusionsdauer	30–120 Minuten
Gesamtdosis	50 000–500 000 E
Begleitmedikation	Heparin 5 000–10 000 E
	ASS 0,5–1,0 g

auf Fibrinplatten: sie tritt rasch und intensiv nach Beginn der intrakoronaren Infusion auf und klingt danach binnen kurzem wieder vollständig ab – nach 4 Stunden ist der Ausgangswert praktisch wieder erreicht.

Will man die Veränderungen des hämostatischen Systems bei sogenannter niedrig-dosierter intrakoronarer Streptokinasebehandlung vereinfacht umreißen, so kann man sagen, daß die Effekte insgesamt durchaus einer systemischen konventionell-dosierten Kurzzeitfibrinolyse entsprechen mit einer kurz anhaltenden, intensiven fibrinolytischen Aktivität und einem länger anhaltenden, ausgeprägten Gerinnungsdefekt. Dabei scheint die Reaktion der Patienten nicht einheitlich zu sein, sondern bimodal: während die große Mehrzahl der Patienten sehr stark anspricht, zeigt sich bei einer Minderheit nur eine geringe Reaktion [9]. Ob dem im Einzelfall eine prognostische Bedeutung zukommt, erscheint fraglich. So haben Huhmann et al. [19] zwar – basierend auf einer kleinen Fallzahl – der Plasminogenkonzentration bei Behandlungsbeginn und dem Fibrinogenabfall während der Behandlung eine prognostische Bedeutung zugesprochen, Reduto et al. [26] und Cowley et al. [9] konnten eine solche Abhängigkeit aber nicht erkennen. Zum fibrinolyse-induzierten Gerinnungsdefekt addiert sich dann übrigens bei intrakoronarer Lyse noch der Effekt des beim Katheterisieren üblicherweise in hoher Dosis gegebenen Heparins und bei mehreren Arbeitsgruppen auch noch zusätzlich Acetylsalicylsäure.

Die Behandlungsschemata verschiedener Gruppen (Tabelle 3) unterscheiden sich nicht unerheblich bezüglich initialer Bolusgabe, Erhaltungsdosis, Infusionsdauer, Gesamtdosis und Begleitmedikation. Die klinische Bedeutung dieser Variationen kann derzeit nur unvollkommen abgeschätzt werden.

Bedeutung der Hämostaseveränderungen

Was bedeuten die geschilderten Veränderungen des hämostatischen Systems bezüglich der 3 eingangs angeführten Größen fibrinolytische Aktivität, Gerinnungsdefekt und Fließeigenschaften des Blutes?

Eine systemische Aktivierung der körpereigenen Fibrinolyse findet sich bei allen angeführten intravenösen und auch intrakoronaren Dosierungsschemata. Dabei scheint die Intensität der fibrinolytischen Aktivität im Rahmen der angegebenen Behandlungsschemata zum mindesten während der ersten Behandlungsstunden für alle Dosierungen überraschend ähnlich. Da diese Aktivität nach Absetzen der Streptokinaseinfusion sehr rasch abklingt, ist sie also mehr von der Infusionsdauer abhängig als von Dosis und Zufuhrweg.

Der streptokinaseinduzierte Gerinnungsdefekt – bedingt vor allem durch Fibrinogenabfall und Auftreten von Fibrin(ogen)spaltprodukten – überdauert die Streptokinasezufuhr um viele Stunden und ist bei Kurzzeitlysen erstaunlich unabhängig von Streptokinasedosis, Zufuhrart und Infusionsdauer. Die Häufigkeit von Blutungskomplikationen dürfte somit weniger von diesen Varianten abhängen als vielmehr von Invasivität der ärztlichen Maßnahmen und von blutungsfördernden Begleitmedikationen wie Acetylsalicylsäure und Heparin. Entsprechende erste negative Erfahrungsberichte bezüglich der Begleitmedikation liegen vor [23].

Die Fließeigenschaften des Blutes schließlich werden wegen ihrer großen Abhängigkeit von der Fibrinogenkonzentration etwa so lange günstig durch Streptokinase beeinflußt, wie der streptokinaseinduzierte Gerinnungsdefekt anhält. Aus dieser Sicht ist der Gerinnungsdefekt sogar zu einem gewissen Ausmaß erwünscht.

Literatur

1. Aber CP, Bass NM, Berry CL, Carson PHM, Dobbs RJ, Fox KM, Hamblin JJ, Haydu SP, Howitt G, MacIver JE, Portal RW, Raftery EB, Roussell RH, Stock JPP (1976) Streptokinase in acute myocardial infarction: a controlled multicentre study in the United Kingdom. Br Med J 2:1100–1104
2. Amery A, Roeber G, Vermeulen HJ, Verstraete M (1969) Single-blind randomised multicentre trial comparing heparin and streptokinase treatment in recent myocardial infarction. Act Med Scand Suppl. 505
3. Benda L, Haider M, Ambrosch F (1977) Ergebnisse der österreichischen Herzinfarktstudie mit Streptokinase. Wien Klin Wschr 89:779–783
4. Bett JHN, Biggs JC, Castaldi PA, Chesterman CN, Hale GS, Hirsh J, Isbister JP, McDonald IG, McLean KH, Morgan JJ, O'Suillivan EF, Rosenbaum M (1973) Australian multicentre trial of streptokinase in acute myocardial infarction. Lancet 1:57–60
5. Bett JHN, Biggs JC, Chesterman CN, Concannon AJ, Isbister JP, Morgan JJ, O'Rourke M, McLean KH, Saltups A, Hale GS, Hirsh J, McDonald IG, O'Sullivan EF, Castaldi PA, Rosenbaum M, de Gabriele G, Wallace DC (1977) Australian multicentre trial of streptokinase in acute myocardial infarction. Med J Austr 1:553
6. Breddin K, Ehrly AM, Fechler L, Frick D, König H, Kraft H, Krause H, Krzywanek HJ, Kutschera J, Lösch HW, Ludwig O, Mikat B, Rausch F, Ro-

senthal P, Sartory S, Voigt G, Wylicil P (1973) Die Kurzzeitfibrinolyse beim akuten Myokardinfarkt. Deutsch Med Wschr 98:861–873

7. Clauss A (1957) Gerinnungsphysiologische Schnellmethode zur Bestimmung des Fibrinogens. Acta Haematol 17:237–246
8. Cowley MJ, Hastillo A, Vetrovec GW, Hess ML (1981) Effects of intracoronary streptokinase in acute myocardial infarction. Am Heart J 102:1149–1158
9. Cowley MJ, Hastillo A, Vetrovec GW, Fisher LM, Garrett R, Hess ML (1983) Fibrinolytic effects of intracoronary streptokinase administration in patients with acute myocardial infarction and coronary insufficiency. Circulation 67:1031–1038
10. Dioguardi N, Mannucci PM, Lotto A, Rossi P, Levi GF, Lomanto B, Rota M, Mattei G, Proto C, Fiorelli G, Agostoni A (1971) Controlled trial of streptokinase and heparin in acute myocardial infarction. Lancet 2:891–895
11. European Cooperative Study Group for Streptokinase Treatment. In: Acute Myocardial Infarction (1979) Streptokinase in acute myocardial infarction. N Engl J Med 301:797–802
12. Europan Cooperative Study Group (1981) Streptokinase in acute myocardial infarction. Extended report. Act Med Scand Suppl 648:7–57
13. European Working Party (1971) Streptokinase in recent myocardial infarction. A controlled multicentre trial. Brit Med J 3:325–331
14. Ganz W, Buchbinder N, Marcus H, Mondkar A, Maddahi J, Charuzi Y, O'Connor L, Shell W, Fishbein MC, Kass R, Miyamoto A, Swan HJC (1981) Intracoronary thrombolysis in evolving myocardial infarction. Amer Heart J 101:4–13
15. Gordon RJ, Snyder GK, Tritel H, Taylor WJ (1974) Potential significance of plasma viscosity and hematocrit variations in myocardial ischemia. Amer Heart J 87:175–182
16. Gormsen J (1972) Biochemical evaluation of standard treatment with streptokinase in acute myocardial infarction. Act Med Scand 191:77–85
17. Harenberg J, Zimmermann R, Senges J, Schwarz F (1981) Dosierung und Überwachung der intrakoronaren Fibrinolyse-Therapie. Deutsch Med Wochenschr 106:253–254
18. Heikinheimo R, Ahrenberg P, Honkapohja H, Iisalo E, Kallio V, Konttinen Y, Leskinen O, Mustaniemi H, Reinikainen M, Siitonen L (1971) Fibrinolytic treatment in acute myocardial infarction. Act Med Scand 198:7–13
19. Huhmann W, Allner R, Nieth H (1982) Fibrinogen in successful and unsuccessful cases. In: Kaltenbach M, Grüntzig A, Rentrop K, Bussmann W.-D. (eds) Transluminal coronary angioplasty and intracoronary thrombolysis. Springer, Berlin, p 253–257
20. Köstering H, Rentrop P, Blanke H, Kaiser H, Ganasinski J, Tebbe U, Schrader J, Neuhaus KL (1983 a) Aktivierung der Fibrinolyse und Blutgerinnungsveränderungen unter der Streptokinase-Behandlung bei Patienten mit akutem Myokardinfarkt. In: Trübestein G, Etzel F (Hrsg.) Fibrinolytische Therapie. Schattauer, Stuttgart S 435–446
21. Köstering H, Tebbe U, Kaiser H, Thiemann U, Neuhaus KL (1983 b) Aktivierung der Fibrinolyse und Blutgerinnungsveränderungen unter einer hochdosierten Kurzzeit-Streptokinasebehandlung bei Patienten mit akutem Myokardinfarkt. In: Trübestein G, Etzel F (Hrsg) Fibrinolytische Therapie. Schattauer, Stuttgart S 447–453

22. Neuhaus KL, Köstering H, Tebbe U, Sauer G, Kreuzer H (1981) Intravenöse Kurzzeitstreptokinase-Therapie beim frischen Myokardinfarkt. Zeitschr Kardiol 70:791–796
23. v. Olshausen K, Zimmermann R, Harenberg J, Schwarz F, Kandler D, Rebmann T, Kübler W (1983) The impact of heparin and acetylsalicylic acid on success rate and side-effects of intracoronary fibrinolysis. In: Trübestein G, Etzel F (Hrsg) Fibrinolytische Therapie. Schattauer, Stuttgart S 569–572
24. Poliwoda H, Schneider B, Avenarius HJ (1977) Untersuchungen zum klinischen Verlauf des akuten Myokardinfarktes. Gemeinschaftsstudie an 26 Krankenhäusern in Norddeutschland. Teil 1: Die fibrinolytische Therapie des Myokardinfarktes mit Streptokinase. Med Klin 72:451–458
25. Ratnoff OD, Menzie C (1951) A new method for the determination of fibrinogen in small samples of plasma. J Lab Clin Med 37:316–320
26. Reduto LA, Freund GC, Gaeta JM, Smalling RW, Lewis B, Gould KL (1981) Coronary artery reperfusion in acute myocardial infarction: beneficial effects of intracoronary streptokinase on left ventricular salvage and performance. Am Heart J 102:1168–1177
27. Rentrop P, Blanke H, Karsch KR, Kaiser H, Köstering H, Leitz K (1981) Selective intracoronary thrombolysis in acute myocardial infarction and unstable angina pectoris. Circulation 63:307–317
28. Ruegsegger P, Nydick I, Abarquez R, Reichel F, Cliffton EE, LaDue JS (1960) Effect of fibrinolytic (plasmin) therapy on the physiopathology of myocardial infarction. Amer J Cardiol 6:519–524
29. Schmid-Schönbein H, Gallasch G, Volger E, Klose HJ (1973) Microrheology and protein chemistry of pathological red blood cell aggregation (blood sludge) studied in vitro. Biorheology 10:213–227
30. Schmid-Schönbein H, Rieger H, Hess H (1977) Quantitative Erfassung der Effekte fibrinolytischer Therapie auf das Fließverhalten des Blutes. Klin Wschr 55:111–119
31. Schmutzler R (1972) Derzeitiger Erfolgsstand der Streptokinaseanwendung beim frischen Herzinfarkt. Thrombos Diathes Haemorrh Suppl 52:209–213
32. Schmutzler R, Heckner F, Körtge P, van de Loo J, Pezold FA, Poliwoda H, Praetorius F, Zekorn D (1966) Zur thrombolytischen Therapie des frischen Herzinfarktes. I. Einführung, Behandlungspläne, allgemeine klinische Ergebnisse. Deutsch Med Wschr 91:581–587
33. Schröder R, Biamino G, von Leitner ER, Linderer T, Heitz J, Vöhringer HF, Wegscheider K, Andresen D, Arntz HR, Brüggemann T, Grassot A, Lechey J, Oeff M, Prokein E, Schäfer JH, Sörensen R (1982) Systemische Thrombolyse mit Streptokinase-Kurzzeitinfusion bei akutem Myokardinfarkt. Zeitschr Kardiol 71:709–718
34. Schulz FH (1955) Eine einfache volumetrische Fibrin-Bestimmung. Ärztl Lab 1:107–110
35. Theiss W, Volger E, Wirtzfeld A, Keisel I, Blömer H (1980) Gerinnungsbefunde und rheologische Messungen bei Streptokinasebehandlung des akuten Myokardinfarktes. Klin Wschr 58:607–615
36. Theiss W, Wirtzfeld A (1981) Coagulation studies and rheological considerations in a subsample of patients pertaining to the European trial of streptokinase in acute myocardial infarction. Act Med Scand Suppl 648:97–104
37. Wende W, Stühlen HW, Meyer J, Bleifeld W, Holzhüter H, Wenzel E (1975) Die Größe des akuten tierexperimentellen Herzinfarktes unter Streptokinase-induzierter Fibrinolyse. Klin Wschr 53:755–760

Aktuelle Konzepte der Thrombolyse-Therapie

F. Asbeck, H. Arnesen, F. Bachmann, K.-D. Grosser, B. Kirchhof, M. Martin, H. Niessner, R. Schröder, W. Theiss, R. Zimmermann

(Zusammenfassung eines Rundtischgesprächs unter Leitung von F. Asbeck)

Gliederung

1. Thrombolysetherapie der tiefen Venenthrombose.
   a) Nutzen und Wirksamkeit der Therapie,
   b) Lokalisation einer tiefen Venenthrombose,
   c) Indikationsstellung zur Thrombolysetherapie in Abhängigkeit vom klinischen Alter einer Thrombose,
   d) Auswahl des Thrombolytikums, Dosierung, Therapiedauer,
   e) Kombination eines Thrombolytikums mit Heparin?
   f) Abgrenzung zwischen Thrombolysetherapie und Venenchirurgie,
   g) Therapie der Armvenenthrombose.
2. Thrombolysetherapie der Lungenembolie.
3. Thrombolysetherapie arterieller Gefäßverschlüsse.
4. Thrombolysetherapie des akuten Myokardinfarktes.
5. Labordiagnostik im Rahmen der Thrombolysetherapie.
6. Häufigkeit schwerwiegender Blutungskomplikationen.
7. Zukünftige Entwicklung.

Zwischen unseren rasch anwachsenden theoretischen Kenntnissen über die biologische Organisation des fibrinolytischen Systems und den sich hieraus für die Klinik ergebenden therapeutischen Konsequenzen klafft eine immer größer werdende Lücke. Es resultiert eine verbreitete Unsicherheit in der klinischen Anwendung. Ursachen sind die Aggressivität des bisher in erster Linie angewendeten Thrombolytikums Streptokinase, die Furcht vor Blutungskomplikationen, die noch immer hohen Kosten der Urokinase sowie Unsicherheiten in der Indikationsstellung und Abgrenzung gegenüber gefäßchirurgischen Möglichkeiten. Die cardiologische Definition des Wertes und der Einsatzmöglichkeit von Streptokinase in der Akutphase des Herzinfarktes ist noch nicht abgeschlossen. Differentialtherapeutisch sind Streptokinase und Urokinase in ihren verschiedenen Anwendungsgebieten noch keineswegs klinisch ausreichend untersucht und untereinander in der Wirksamkeit verglichen. Dennoch wirft die Grundlagenforschung, insbesondere die Entwicklung des Gefäßaktivators, völlig neue Fragen auf und vergrößert schon jetzt die Zahl der ungelösten Probleme auf dem Gebiet der revaskularisierenden Gefäßtherapie. In dem Rundtischgespräch versuchte daher eine Gruppe von Fachleuten Stellung zu besonders häufig auftretenden Problemen bei der Indikationsstellung, der Auswahl geeigneter Patienten, der Präparatewahl, der Dosierung, der Steuerung und Überwachung der Therapie sowie auch der Erfolgsbeurteilung zu nehmen.

Thrombolyse-Therapie der tiefen Venenthrombose

Grundsätzlich besteht kein Zweifel, daß mit Streptokinase und mit Urokinase im Vergleich zu Antikoagulantien sowohl bei den arteriellen als auch bei den venösen thrombo-embolischen Erkrankungen eine rasche Wiedereröffnung der betroffenen Gefäßabschnitte erzielt werden kann. Immer muß jedoch überlegt werden, ob der behandelte Patient einen bleibenden Vorteil durch die Therapie hat.

Das Blutungsrisiko ist unter Streptokinase und Urokinase eindeutig höher einzuschätzen als unter einer konventionellen Antikoagulantien-Therapie. Die Durchführung einer thrombolytischen Therapie erfordert daher ein entsprechendes „Know how" und wird häufig durch die örtlichen Möglichkeiten limitiert.

Eine weitere Einschränkung der Anwendung von Streptokinase oder Urokinase ergibt sich aus zahlreichen Kontraindikationen, die sorgfältiger als dies für eine Antikoagulantien-Therapie erforderlich ist, berücksichtigt werden müssen.

Schließlich ist eine Abwägung durchzuführen zwischen den unter Umständen erheblichen Kosten einer thrombolytischen Therapie und dem maximal erzielbaren therapeutischen Nutzen.

Alle diese Punkte machen es verständlich, daß quantitativ gesehen den Antikoagulantien im Vergleich zu den Thrombolytika noch immer eine wesentlich größere Bedeutung zukommt (Niessner).

Nutzen und Wirksamkeit der Therapie

Zu unterscheiden ist zwischen der Wirksamkeit der Therapie (gemessen an der angiographisch belegten Rekanalisation) und dem dauerhaften Nutzen für den Patienten (gemessen an der Verhütung des postthrombotischen Syndroms in den nachfolgenden Jahren.) Soll ein Patient durch eine thrombolytische Therapie einen dauerhaften Nutzen haben, so setzt dies einen ausreichenden Gesundheitszustand und eine entsprechende Lebenserwartung voraus. Auch ist zu bedenken, daß ein postthrombotisches Syndrom in vielen Fällen erträglich und mit konservativen Mitteln gut zu kompensieren ist. Insgesamt ist somit zwischen der Fähigkeit der Thrombolytika zu unterscheiden, ein thrombotisch verschlossenes Gefäß zu rekanalisieren, und dem angestrebten Langzeiterfolg der Therapie, Venenklappen zu erhalten und den Funktionszustand der Venen dauerhaft zu verbessern. Entscheidend ist dabei ein Zeitfaktor: der Therapeut befindet sich in einem Wettlauf mit den eigengesetzlichen Organisations- und Fibrosierungsmechanismen der Gefäßwände. Diese laufen in Gefäßen unterschiedlicher Größe mit unterschiedlicher Geschwindigkeit ab. Erschwert wird der Wettlauf auch dadurch, daß der Startpunkt für beide Kontrahenten nicht identisch ist: der Beginn einer Thrombusbildung liegt in den meisten Fällen im Dunkeln, muß jedenfalls unter Umständen erheblich früher angesetzt werden als der Beginn der klinischen Symptomatik. Thrombosen wachsen auch schubweise, selten entwickeln sie sich innerhalb von Stunden, eher in Tagen und Wochen. Von diesen grundsätzlichen pathophysiologischen Gegebenheiten, die nach wie vor viele Fragen offenlassen, wird die Wirksamkeit der thrombolytischen Therapie im Einzelfall entscheidend bestimmt (Niessner).

Faßt man den Gesichtspunkt der therapeutischen Wirksamkeit eng und definiert ihn als komplette, angiographisch nachweisbare Rekanalisation eines zuvor thrombotisch verschlossenen Gefäßes, so ist der Effekt einer thrombolytischen Behandlung eindeutig bewiesen: Rekanalisierungen sind möglich, wobei aber zwischen vollständigen Wiedereröffnungen und Teilerfolgen unterschieden werden muß. Wahrscheinlich gewährleistet nur die vollständige Rekanalisierung eine künftige Intaktheit der Venenklappen und damit die Verhütung eines postthrombotischen Syndroms. Vollständige Rekanalisierungen sind nur bei einem sehr frühzeitigen Einsetzen der Therapie zu erwarten, das heißt von einem Lysebeginn innerhalb von 3 bis 7 Tagen nach Einsetzen der klinischen Thrombose-Symptome. Überwiegend wird man nur unter diesen Bedingungen auf lange Sicht einen Nutzen für den Patienten erwarten können. Diese Aussage gilt bisher lediglich für die Therapie mit Streptokinase und ist für Urokinase noch nicht belegt. Wahrscheinlich werden aber die laufenden Studien für beide Arten der Therapie ähnliche Erfolge nachweisen können (Niessner).

Lokalisation einer tiefen Venenthrombose

Ein thrombolytischer Therapieversuch ist angezeigt bei thrombotischen Gefäßverschlüssen tiefer Venen proximal der Vena poplitea. Isolierte Wadenvenenthrombosen – hierin stimmten alle Diskussionsteilnehmer überein – sind keine Indikation für einen Fibrinolyseversuch. Dieses gilt vor allem auch deswegen, weil die spätere Ausbildung eines postthrombotischen Syndroms bei isolierten Wadenvenenthrombosen kaum jemals zu erwarten ist. Übereinstimmend wurde daher festgestellt, daß zur Beurteilung der Thrombus-Lokalisation und -Ausdehnung sowie auch zur Erfolgsbeurteilung der Therapie sequentielle Phlebographien vor Beginn, während und nach Abschluß der Behandlung unerläßlich sind. In diesem Zusammenhang wurde angemerkt, daß tödliche Lungenembolien aus isolierten Wadenvenenthrombosen offenbar nur selten beobachtet werden (Grosser). Auch unter diesem Gesichtspunkt ist daher die Thrombolyse von isolierten Wadenvenenthrombosen nur selten gerechtfertigt. Proximal lokalisierte Thrombosen sind einer Lyse besser zugänglich als distale, wie langjährige klinisch-therapeutische Erfahrung belegt. Die pathophysiologische Erklärung dieses Phänomens liegt noch im Bereich der Spekulation (Bachmann): einmal ist der Flow in den größeren Venen rascher als in den kleinen, die bindegewebige Organisation des Thrombus von der Wand her schreitet in kleinen Venen relativ schneller voran als in großen, da bezogen auf das Thrombus-Volumen ein relativ größerer Endothel- und Venenwandkontakt besteht. Andererseits ist noch nicht völlig geklärt, ob das physiologische fibrinolytische System der Venenwand proximal aktiver ist als distal: proximal entnommenes Venenendothel enthält mehr Gewebeaktivator und weniger Inhibitor als distales.

Unterschiedliche Auffassungen wurden über die Behandlungsmöglichkeiten und -notwendigkeiten von Subclavia- und Achselvenenthrombosen geäußert. Zwar bestand Übereinstimmung darin, daß Thrombosen dieser Lokalisation gut auf eine Fibrinolyse ansprechen. Wegen der guten Spontanprognose dieser Verschlüsse und den guten Kompensationsmöglichkeiten im Bereich der oberen Extremitäten wird die Therapie – auch unter Berücksichtigung der therapeutischen Risiken und der Kosten – allerdings seltener eingesetzt. Ausnahmen bilden regelmäßig Patienten mit schwerer Symptomatik und solche, bei denen es auf die Feinmotorik der betroffenen Hand besonders ankommt: bestimmte Berufsgruppen, Künstler. Zimmermann lysiert solche Patienten vorzugsweise mit Hilfe von Urokinase.

Indikationsstellung zur Thrombolyse-Therapie in Abhängigkeit vom klinischen Alter einer Thrombose

Auf diesem Gebiet herrscht nach wie vor Unsicherheit, so daß sich ein breites Spektrum verschiedener Meinungen ergab. Das Hauptproblem ist zunächst ein diagnostisches, da das genaue Alter einer Thrombose im Gegensatz zum Beispiel zu einer Lungenembolie nur selten bekannt ist. Im Prinzip konnten zwei unterschiedliche Positionen herausgearbeitet werden: ein Teil der Gesprächsteilnehmer begrenzte die Indikation für eine venöse Thrombolyse auf 5–7 Tage nach Beginn der klinischen Symptomatik (Asbeck, Arnesen, Bachmann, Kirchhof, Martin, Niessner, Zimmermann). Etwas liberaler legte sich Grosser auf etwa 10 Tage fest. Theiss behandelt auch Thrombosen, bei denen der Beginn der klinischen Symptomatik unter Umständen 2–3 Wochen zurückreicht, zugegebenermaßen dann jedoch mit abnehmenden Erfolgschancen. Die größere Gruppe der Diskussionsteilnehmer stützt sich dabei auf die zur Verfügung stehenden Daten und Ergebnisse aus der Literatur. Theiss und Zimmermann legten eigene Ergebnisse vor. Eine Orientierungshilfe bietet zweifellos das Phlebogramm: sind noch frei flottierende, nur gering wandadhärente Thromben nachweisbar, so richten sich einige Kliniker mehr nach diesem Befund und lysieren dann in Unabhängigkeit von der Dauer der klinischen Symptomatik.

Theiss demonstrierte Ergebnisse einer kürzlich durchgeführten Auswertung der eigenen Behandlungsergebnisse:

Thrombosealter	*Thrombolyse-Ergebnis*
$\leqq$ 3 Tage	90% vollständige Wiedereröffnung
4 – 14 Tage	40% vollständige Wiedereröffnung
	40% Teilerfolge
3 – 4 Wochen	70% Teilerfolge (Besserungen)
$\geqq$ 4 Wochen	10% Besserungen

Aus diesen eigenen Ergebnissen hat Theiss die Konsequenz gezogen, die Lysetherapie nur noch bis zu einem klinischen Thrombosealter von 14 Tagen zu empfehlen. Ältere Thrombosen werden nur ausnahmsweise behandelt, zum Beispiel bei sehr jungen Patienten, sportlich aktiven Individuen und solchen, die auf eine optimale Funktionstüchtigkeit ihrer unteren Extremitäten in besonderem Maße angewiesen sind. Voraussetzungen hierzu sind allerdings nach Theiss, daß die therapeutischen Möglichkeiten auch voll ausgeschöpft werden. Die Klappenfunktion könne bei einer vollständig lysierten, 14 Tage alten Thrombose voll funktionsfähig erhalten werden. Dabei wird in der Behandlung folgendermaßen vorgegangen: Dauer der gesamten Therapie im Mittel 7 Tage; selten wird bei einer nicht vollständigen Wiedereröffnung die Therapie vor Ablauf von 14 Tagen abgebrochen; in einigen Fällen wird durchaus bis zu 3 Wochen lysiert.

Auswahl des Thrombolytikums, Dosierung und Therapiedauer

Der therapeutische Einsatz verschiedener Thrombolytika wird noch immer maßgeblich durch die hohen Präparatekosten, insbesondere auch für Urokinase, bestimmt. Aus diesem Grunde verfügen nur wenige Zentren über ausreichende praktische Erfahrungen mit der letztgenannten

Substanz; zieht man internationale Vergleiche, so wird nach wie vor in erster Linie mit Streptokinase gearbeitet (Arnesen).

Bei der Standardtherapie der tiefen Venenthrombose mit Streptokinase wird im allgemeinen konventionell dosiert. Die Initialdosis beträgt 250 000 bis 500 000 IE, die Erhaltungsdosis 100 000 IE/Std. Kontrollphlebographien werden in der Regel nach 3–4 Tagen durchgeführt. Die Therapie wird abgebrochen, wenn nach dieser Zeit phlebographisch keine oder eine komplette Lyse nachgewiesen werden kann. Bei phlebographisch nachgewiesenem Teilerfolg wird entweder die Streptokinase-Therapie so lange wie möglich fortgeführt (Asbeck, Arnesen, Bachmann, Grosser, Kirchhof, Martin, Niessner, Schröder) oder noch eine Nachbehandlung mit Urokinase angeschlossen (Theiss, Zimmermann). Eine primäre Behandlung mit Urokinase erfolgt selten bei präexistenter hoher Antistreptokinase-Aktivität eines Patienten (Bachmann).

Martin stellte ein modifiziertes Konzept vor, das Heparin relativ frühzeitig mit in die Lysetherapie einbezieht. Ausgangspunkt ist die Furcht vor Rethrombosierungen, die auch unter einer Thrombolyse-Therapie bei geringem antikoagulatorischen Allgemeineffekt selten einmal beobachtet werden kann. Martin infundiert ab der 16. bis 24. Stunde einer Thrombolyse mit Streptokinase zusätzlich 1000 bis 1500 IE Heparin/Std., wobei die Dauer einer Standardtherapie in der Regel 4 Tage beträgt. Nach phlebographischer Kontrolle wird dann bei einem Teilerfolg in seltenen Fällen 1 bis 2 Tage weiterbehandelt.

Das therapeutische Konzept von Theiss ist nicht von vornherein festgelegt, sondern orientiert sich ebenfalls an den phlebographischen Kontrolluntersuchungen. Die Behandlung wird mit Streptokinase in üblicher Dosierung begonnen. Im weiteren Verlauf erfolgt eine Dosisanpassung, um die Thrombinzeit im Bereich des 1,5- bis 2,5fachen der Norm zu halten. Dies gelingt bei 90% aller Patienten, wobei in der Regel im Verlauf einer mehrtägigen Thrombolyse die Stunden-Dosis der Streptokinase auf 50 000 bis 70 000 IE erniedrigt werden muß. Die Infusion wird bis zur Wirkungslosigkeit der Streptokinase fortgeführt, was an einer schlagartigen Normalisierung der Laborparameter erkannt werden kann. Bis zu diesem Zeitpunkt wird kein zusätzliches Heparin verabfolgt. Regelmäßige Kontrolluntersuchungen werden mit Ultraschall-Dopplermessungen und im Fall eines nachweislich verbesserten Flows per Phlebographie durchgeführt. Ist das phlebographische Ergebnis gut oder befriedigend, so wird die Therapie abgebrochen; im Falle eines Teil- oder Mißerfolges wird in der Regel mit Urokinase fortgefahren. Die Gesamtdauer der Behandlung beträgt in den zuletzt genannten Fällen 10–12, maximal 22 Tage, wobei mehrere Patienten erst nach der angeschlossenen Urokinase-Therapie eine vollständige Rekanalisierung boten. Auch die Patienten mit Teilerfolgen erhielten unter diesem Gesichtspunkt bis zu 14 Tagen

Urokinase. Insgesamt kann gesagt werden, daß Vollrekanalisierungen mit diesem Therapieschema im Durchschnitt eine Behandlungszeit von 6–12 Tagen benötigten. In 10% der behandelten Patienten mußte die Therapie wegen Blutungskomplikationen vorzeitig abgebrochen werden.

Die Notwendigkeit einer möglichst langen Therapie ergibt sich für Theiss aus den Kontrollphlebogrammen: röntgenologisch werden vollständige Rekanalisierungen praktisch nie vor dem 3. Tage gesehen; ein großer Teil der vollständigen Wiedereröffnungen wird dagegen erst nach etwa 2wöchiger Behandlungsdauer erreicht. Diese Ergebnisse legen nach Theiss den Gedanken nahe, daß die konventionelle Lyse mit einer Dauer von 3–5 Tagen die heute gegebenen therapeutischen Möglichkeiten nicht voll ausschöpft und wahrscheinlich nur ein Viertel bis ein Drittel der im Prinzip erzielbaren vollständigen Rekanalisierungen erreicht.

Therapiekonzept und -ergebnisse von Zimmermann: die Heidelberger Erfahrungen gründen sich auf eine Behandlung von mehr als 100 Patienten, bei denen überwiegend Urokinase als einziges Thrombolytikum eingesetzt wurde. Die Urokinase-Dosis betrug gewichtsbezogen entweder 1300 oder 2000 pro kg und Std. Die Rekanalisierungsraten lagen unter der höheren Dosierung günstiger. Es können bei frühzeitig einsetzender Therapie etwa dieselben Ergebnisse erzielt werden wie mit Streptokinase. Vollständige Rekanalisierungen im Bereich der Vena poplitea und proximal hiervon wurden in 78% der Patienten gesehen.

Die Behandlungsergebnisse bei älteren tiefen Venenthrombosen sind mit diesem Schema eher bescheiden. Komplette Wiedereröffnungen wurden bei einem klinischen Thrombosealter von 11 bis 20 Tagen nur in 15% der Fälle, Teileröffnungen in 23% erzielt. Noch ältere Thrombosen boten in keinem einzigen Fall eine komplette Rekanalisation, sondern lediglich Teilerfolge bei 12% der Behandelten.

Aufgrund der gesammelten Erfahrungen werden von Zimmermann im wesentlichen Patienten mit klinischem Thrombosealter bis zu maximal 7 Tagen lysiert. Dagegen werden Patienten, deren Symptomatik länger als 14 Tage besteht, nicht mehr thrombolytisch behandelt.

Kombination eines Thrombolytikums mit Heparin?

Auch zu dieser Frage ergaben sich unterschiedliche Meinungen. Die Mehrzahl der Gesprächsteilnehmer behandelt konventionell mit Streptokinase über 3–4 Tage bzw. solange eine wirksame Therapie möglich ist. Dabei wird kaum jemals eine Indikation für eine gleichzeitige Kombination der Therapie mit Heparin gesehen (Asbeck, Arnesen, Bachmann, Grosser, Kirchhof, Niessner, Schröder). Dagegen wird Heparin von Martin, Theiss und Zimmermann zusätzlich eingesetzt, wenn das antikoagulatorische. Potential der Lysetherapie, gemessen am Ausfall der entsprechenden Laboruntersuchungen, absinkt. Es sind dies dann jedoch in der Regel Behandlungsprogramme, die länger durchgeführt werden, primär Urokinase einsetzen oder sequentiell zunächst Streptokinase und später Urokinase kombinieren.

Die Einstellung der nicht mit Heparin kombinierenden Therapeuten wurde von Arnesen zusammengefaßt: überwiegend wird Heparin vermieden, da eine Verstärkung der Blutungskomplikationen befürchtet wird. Aufgrund der eigenen Erfahrungen häufen sich die Blutungskomplikationen bei einer längeren Behandlung mit Streptokinase, und zwar insbesondere auch bei gleichzeitiger Therapie mit Heparin. Blutungskomplikationen werden danach kurz vor dem Ende einer Streptokinase-Infusion oder beim Übergang von Streptokinase auf Heparin beobachtet. Unter der Annahme, daß die fibrinolytische Therapie per se eine ausreichende Antikoagulation bietet, wird in Oslo aufgrund dieser Erfahrungen grundsätzlich vermieden, verschiedene antikoagulatorische Prinzipien zu kombinieren. Praktisch wird darum so vorgegangen, daß nach dem Ende der Streptokinase-Infusion mit einer zunächst reduzierten (evtl. halbierten) Heparin-Dosis begonnen wird, später wird mit Hilfe der Thrombinzeit die Tages-Heparin-Dosis „titriert".

Aufgrund der von Martin gemachten Erfahrungen ist die Furcht vor erhöhten Blutungskomplikationen unter einer kombinierten Streptokinase-Heparin-Therapie unbegründet. Von 600 Patienten mit Streptokinase-Langzeitlysen starben 4 (0,7%) an einer Hirnblutung, so daß sich somit der Prozentsatz gravierender Blutungskomplikationen in diesem Kollektiv durch gleichzeitige Heparin-Therapie nicht erhöht hat. Dabei wird unter einer kombinierten Streptokinase- und Heparin-Infusion durch entsprechende Dosisanpassungen die PTT zwischen 60 und 80 sec. gehalten.

Ein etwas anderes Konzept stellte Theiss vor. Zunächst wird die antikoagulatorische Wirkung der fibrinolytischen Therapie durch individuelle Dosisanpassung voll ausgeschöpft. Hierzu erfolgt eine schrittweise Änderung der Stunden-Dosis in der Regel ab dem 2. Behandlungstag mit dem Ziel, die Thrombinzeit verlängert und den Fibrinogenwert (Clauss) niedrig zu halten. Überschlägig konnten bei diesem Vorgehen am 4. bis 5. Behandlungstag folgende Ergebnisse erzielt werden:

10% der Patienten	über 100 000 IE Streptokinase/Std.
25% der Patienten	100 000 IE SK/Std.
25% der Patienten	75 000 IE SK/Std.
35% der Patienten	50 000 IE SK/Std.

Bei etwa 90% aller Patienten konnte so die Thrombinzeit 1,5- bis 2,5fach verlängert gehalten werden, das Fibrinogen unter oder um 100 mg%. Bei den restlichen 10% aller Patienten, wo trotz dieser Maßnahmen die erwünschte Antikoagulation unzureichend blieb, wurde vorsichtig zusätzlich Heparin kombiniert. Im übrigen erfolgt grundsätzlich eine Heparin-Kombination bei thrombolytischen Behandlungen mit Urokinase, bei denen standardisiert 1 000 000 IE Urokinase pro Tag infundiert wird.

Abgrenzung zwischen Thrombolyse-Therapie und Venenchirurgie

Grundsätzlich werden von fast allen Gesprächsteilnehmern frische, bis zu 3 Tage alte Iliofemoralvenen-Thrombosen dem Gefäßchirurgen vorgestellt, wenn sich aus Gründen gleichzeitig bestehender Kontraindikationen eine Thrombolyse-Therapie verbietet (Grosser).

Arnesen beschränkte die Indikation auf die seltene frische, *isolierte* Beckenvenenthrombose, die in Zusammenarbeit zwischen den Gefäßchirurgen und dem Internisten oder dem Gerinnungsexperten behandelt werden sollte. Nur bei dieser Indikation wird in Oslo primär Kontakt mit der Chirurgie aufgenommen.

In anderen Zentren wird diese Entscheidung primär durch den Gefäßchirurgen getroffen, der frische isolierte Thrombosierungen proximal der Vena femoralis grundsätzlich operiert (Bachmann). Hier wirken sich dann auch örtliche Einflüsse, insbesondere auch der jeweilige Ruf des Gefäßchirurgen und der Zuweisungsmodus durch die Hausärzte wesentlich auf die Indikationsstellung aus. Zu den Indikationen eines großen venentherapeutischen Zentrums wurde von Theiss als praktisches Beispiel vorgetragen: von 170 neu aufgenommenen Patienten mit frischen Iliofemoralvenen-Thrombosen wurden 9% chirurgisch, 27% fibrinolytisch und 64% lediglich mit Heparin behandelt. Im Hinblick auf die Vergleichbarkeit mit anderen Kliniken ist allerdings zu bemerken, daß es sich hierbei um ein Zentrum mit besonderem Ruf auf dem Gebiet der Ventherapie handelt, in dem die Fibrinolyse und die Gefäßchirurgie jederzeit einsetzbar zur Verfügung stehen. Hierdurch dürfte das Krankengut primär selektioniert sein.

Zusammenfassend kann also gesagt werden, daß die Abgrenzung zwischen Fibrinolyse und Venenchirurgie sehr von den örtlichen Gegebenheiten abhängig ist. Weitgehende Einigkeit bestand über die Phlegmasia coerulea dolens, die primär vom Gefäßchirurgen behandelt werden sollte. Die Hauptgruppe der Patienten sind dann jedoch solche mit Kontraindikationen gegen eine Fibrinolyse, zum Beispiel unmittelbar postoperativ auftretende Thrombosen, und schließlich die isolierte Beckenvenenthrombose.

In allen anderen Fällen ist unter dem Gesichtspunkt der Erhaltung suffizienter Venenklappen primär eine Fibrinolyse vorzuziehen (Niessner).

Therapie der Armvenenthrombose

Die Mehrzahl der Gesprächsteilnehmer stellt die Indikation zu einer Lysetherapie bei frischer Achselvenen- oder Subclavia-Thrombose (Paget-v. Schroetter-Syndrom) nur selten. Hauptgrund für diese zurückhaltende Indikationsstellung ist die gute Spontanprognose dieser Verschlüsse quoad functionem, die im wesentlichen durch eine gute Tendenz zur Kollateralenbildung bestimmt wird. Unter diesem Gesichtspunkt wird dann lysiert, wenn sehr ausgedehnte Befunde mit starken Schwellungen vorliegen, es sich um junge Individuen handelt und wenn der Arm für den Patienten aus beruflichen Gründen und wegen künstlerischer Aktivitäten in seiner Feinmotorik von besonderer Bedeutung ist (Asbeck, Bachmann, Grosser, Kirchhof, Martin, Niessner, Theiss). Einigkeit besteht auf der anderen Seite darüber, daß die Ergebnisse der Fibrinolyse-Therapie im Bereich der oberen Extremität in der Regel gut sind, wenn man von der nicht unerheblichen Tendenz zu Reverschlüssen absieht. Arnesen und Zimmermann sind in ihrer Indikationsstellung liberaler und lysieren häufiger Subclavia-Thrombosen mit Rekanalisierungsraten von 80 bis 90%. Zimmermann behandelt diese Patienten grundsätzlich mit Urokinase, um von vornherein das Behandlungsrisiko gering zu halten.

Thrombolyse-Therapie der Lungenembolie

Die Gesprächsteilnehmer stimmten im wesentlichen zu dieser Indikation mit dem von Grosser dargelegten Schema überein (siehe Seite 40). Das Gros aller Lungenembolien wird erwiesenermaßen erfolgreich mit Heparin behandelt (Niessner). Aus seiner praktischen Erfahrung heraus zitierte Theiss, daß in seinem Klinikum mit 1400 Betten eine Fibrinolyse-Therapie wegen ausschließlicher Lungenembolie nur etwa einmal jährlich vorkommt. Ursache ist vor allem die Tatsache, daß die tödlichen pulmonalen Embolien meist innerhalb der ersten Stunde zum Tode führen, bevor also noch Gelegenheit zum Eingreifen gegeben ist. Die bis dahin nicht verstorbenen Patienten haben nach einer Lungenembolie dagegen eine gute Prognose. Heparin ist nach wie vor die klassische Therapie der Pulmonalembolie schlechthin (Niessner). Dieses trifft um so mehr zu, als letztlich noch unbewiesen ist, welche bleibenden Vorteile ein überlebender Patient von einem „Mehr" an Therapie hat. Noch unbewiesen ist, ob eine im Akutstadium durchgeführte Fibrinolyse die Häufigkeit der klinisch bedeutsamen pulmonalen Hypertonien eindeutig vermindert (Niessner).

Aufgrund dieser Überlegungen beschränken fast alle Gesprächsteilnehmer den Einsatz der Fibrinolyse auf die Lungenembolien der Schweregrade III bis IV. Bei vorbestehenden cardio-vasculären und pulmonalen Erkrankungen werden von Grosser selten auch Patienten mit Embolien des Schweregrades II lysiert. Grosser empfiehlt nachdrücklich noch einmal die Dokumentation und Klassifizierung der Embolien durch eine Pulmonalis-Angiographie, um eine klare Diagnose zu stellen. Eine eindeutige Diagnose sollte dabei auch wegen der nachfolgenden Aggressivität der Therapie verlangt werden. Die Behandlung erfolgt deswegen unter idealen Bedingungen in der Nähe einer Angiographie-Einheit. Es besteht aber unter den Teilnehmern weitgehendes Einvernehmen darüber, daß derartig günstige Bedingungen nur selten gegeben sind und daß die grundsätzlich anzustrebende Angiographie nicht in jedem Fall erzwungen werden kann und sollte. Zu häufige und heftige Umlagerungen eines Patienten während eines Transportes können die Kranken in unangemessener Weise zusätzlich belasten und gefährden. Der Angiographie-Katheter sollte über eine Cubitalvene eingeführt werden, um – etwa durch Femoralispunktion – keine zusätzlichen Embolien durch den Eingriff auszulösen. Unter diesem Gesichtspunkt wird eine Punktion der Vena femoralis zur Angiographie einer Lungenembolie heute fast als Kunstfehler bezeichnet. Auch zentrale Punktionen sollte man wegen der sich anschließenden Therapie nicht durchführen. Notfalls kann man sich durch ausgedehnte Venae-sectio am Arm Zugang zu einer Cubitalvene verschaffen. Hier sind dann spätere Blutungskomplikationen gut zu übersehen.

Die Thrombolyse der Lungenembolie wird von den meisten Autoren systemisch mit Streptokinase in Standard-Dosierung durchgeführt. Nur Bachmann infundiert im Rahmen einer noch nicht abgeschlossenen Studie Streptokinase lokal durch den Angiographie-Katheter: Initialdosis 100 000 IE, Erhaltungsdosis 100 000 IE/Std. Die nach 6 Stunden bereits durchgeführte Kontrollangiographie zeigt häufig bereits eine weitgehende Auflösung der Emboli.

Übereinstimmend wird festgestellt, daß pulmonale Embolektomien unter Einsatz der extrakorporalen Zirkulation bei Lungenembolien in allen Zentren nur noch äußerst selten durchgeführt werden. Dabei handelt es sich immer um Einzelfälle des Stadiums IV, bei denen die Fibrinolyse nicht wirkt und die dennoch bis zu 3 Std. überleben. Hier ist also in den vergangenen Jahren eine zunehmende Zurückhaltung festzustellen.

Thrombolyse arterieller Gefäßverschlüsse

Dieses Thema wurde nur relativ kurz behandelt und im wesentlichen von Martin übernommen. Die Entwicklung geht offenbar überall dahin, daß durch systemische oder lokale Lysen versucht wird, die aufgepfropfte Thrombose im Bereich einer arteriosklerotischen Enge zu beseitigen oder zu verkleinern. Die vielfach verbleibenden Rest-Stenosen werden anschließend mechanisch nachbehandelt, im wesentlichen mit der Grünzig- oder Dotter-Technik. Die hiermit erzielbaren Erfolge hängen grundsätzlich vom Alter des Patienten sowie von Art, Länge, Lokalisation und Alter der Verschlüsse ab. Außerdem ist die Güte des arteriellen Abstromes hinter der Stenose entscheidend für den Erfolg. Nachdem früher systemisch Streptokinase und der Streptokinase-Plasminogen-Komplex (sogenannter Aktivator-Komplex) eingesetzt wurden, wird jetzt versucht, durch Verkürzung der Lysezeiten die Komplikationsträchtigkeit des Verfahrens zu verringern. In Erprobung befindet sich z.Zt. die sogenannte ultrahohe Kurzzeitlyse mit stündlicher Infusion von 1,5 Mill. IE Streptokinase über insgesamt 6 Stunden. Mit dieser Methode können im Schnitt aufgrund der bisher gemachten Erfahrungen 50–60% der bis zu 6 Wochen alten Femoralisverschlüsse wiedereröffnet werden. Besondere Nebenwirkungen sind bei den bisher so behandelten 101 Patienten nicht aufgetreten; möglicherweise stellt daher diese Therapieform eine sinnvolle Alternative zur lokalen Infiltration des Thrombus über einen Katheter dar. Beide Verfahren versuchen, eine längere systemische Lyse dieser in der Regel älteren und arteriosklerotisch vorgeschädigten Patienten zu vermeiden. Der unmittelbare Vergleich beider Verfahren, auch im Hinblick auf ihre Langzeitergebnisse, ist aber noch nicht abgeschlossen.

Thrombolyse-Therapie des akuten Myocardinfarktes

Hier ergibt der Vergleich einzelner Zentren ein sehr heterogenes Bild:

Arnesen: diese Therapie wird wegen letztlich noch nicht gesicherter Wirksamkeit nur sehr selten durchgeführt. Systemische Streptokinase-Infusion. Infarktalter kleiner als 4 Stunden.

In derselben Position befinden sich *Asbeck, Grosser* und *Schröder.*

Bachmann: intracoronare Streptokinase-Infusion im Rahmen einer klinischen Studie. Dabei interessiert besonders der Vergleich verschiedener Infarkt-Altersgruppen bis zu 4,6 und 12 Stunden. Eine ähnliche Studie wird in Wien durchgeführt.

Theiss beruft sich auf die Kriterien der European Cooperative Study Group. Streptokinase wird systemisch bei einem Infarktalter von unter 12 Stunden infundiert.

Zimmermann: in Heidelberg wird sowohl systemisch als auch lokal intracoronar lysiert.

Insgesamt befindet sich also die Methode nach wie vor in Erprobung. Einerseits wird mit Hilfe der intracoronaren Lyse die Wirksamkeit noch in Studien geprüft. Andererseits versucht man teilweise die Ergebnisse früherer Studien mit systemischer Streptokinase-Anwendung auszunutzen, teilweise weitere Erfahrungen mit systemischer Kurzzeitlyse und Therapiebeginn zu einem möglichst frühen Zeitpunkt nach Beginn der Infarktsymptomatik zu sammeln. Ziel ist die Etablierung einer Therapie, die unabhängig von einem Herzkatheterlabor durchgeführt werden kann. Eine große multizentrische Studie, die von Schröder organisiert wird, ist noch nicht abgeschlossen.

Labordiagnostik im Rahmen der Thrombolyse-Therapie

Auf die besondere Bedeutung einer gründlich erhobenen Anamnese bei der Indikationsstellung zu einer thrombolytischen Therapie wurde von allen Teilnehmern hingewiesen. Erfahrene Therapeuten sind in diesem Zusammenhang besonders kritisch und sorgfältig. Das Augenmerk richtet sich dabei auf präexistente Magen- und Darmerkrankungen mit möglicher Blutungsneigung, arterielle Hypertonie, cerebrale Durchblutungsstörungen und vorbestehende Blutungsübel anderer Art. Von Bedeutung ist auch eine vorausgehende Medikation mit Acetylsalicylsäure. Das labordiagnostische Minimalprogramm vor Therapiebeginn umfaßt Quickwert, PTT, Fibrinogen, Thrombinzeit und die Plättchenzahl. Diese Werte dienen zur grundsätzlichen Charakterisierung des Patienten vor Einsatz der Fibrinolyse und sollen unter anderem auch die Existenz eines bis dahin unbekannten Blutungsübels ausschließen. Diese Parameter werden in Lausanne auch zur Therapieüberwachung eingesetzt, da ein leistungsfähiges Labor mit durchgehender Besetzung über 24 Stunden zur Verfügung steht (Bachmann). Es wird in dieser Arbeitsgruppe außerdem grundsätzlich bei jeder Lyse mit Streptokinase ein Streptokinase-Toleranztest angesetzt, dessen Ergebnis jedoch nicht abgewartet wird. Er dient vielmehr zur nachträglichen Aufklärung von unerwartet reagierenden Patienten, bei denen keine lytische Aktivität im Plasma erzielt werden kann. In diesen eher seltenen Fällen wird auch Plasminogen und Alpha-2-Antiplasmin untersucht (Bachmann, Arnesen). Insgesamt herrschte Einigkeit über die durchzuführenden Voruntersuchungen vor Therapiebeginn. Deutliche Unterschiede ergaben sich hingegen beim „monitoring“, der laufenden Überwachung einer Behandlung.

Zur Steuerung einer laufenden Therapie wird in der Regel ein kleineres Programm herangezogen und zwar Thrombinzeit, PTT, Fibrinogen (Zimmermann). Theiss führte aus, daß die Fibrinolyse sehr gut mit Hilfe der alleinigen Bestimmung der Thrombinzeit gesteuert werden kann. Thrombinzeit und Fibrinogenspaltprodukte korrelierten in einer eigenen Untersuchung mit einem R-Wert von 0,86. In München erfolgt daher die

Steuerung einer Lyse, einschließlich der dort durchgeführten Dosisanpassung, nur über diesen Test, wobei als Ziel die Einstellung der Thrombinzeit in einen Bereich des 1,5- bis 2,5fachen Normalwertes angestrebt wird. Theiss wies ebenfalls darauf hin, daß der Quickwert in seinen Untersuchungen einen fast ebenso guten Korrelationskoeffizienten umgekehrt proportional zu den Fibrinspaltprodukten bot. Ursachen sind die lytischen Einflüsse auf das Fibrinogen und möglicherweise ein Verbrauch von Faktor VII. Theiss steuert daher die Lyse gelegentlich nur mit Hilfe des Quickwertes, wobei hier ein optimaler Bereich zwischen 30 und 50% angestrebt wird.

Niessner führt die Therapiekontrolle mit Hilfe der Thrombinzeit, des Fibrinogens und der Reptilasezeit durch, um zwischen der Antithrombinwirkung einer evtl. gleichzeitig durchgeführten Heparin-Therapie und der Wirkung der Spaltprodukte besser unterscheiden zu können. Die Fibrinogen-Bestimmung erscheint wichtig, um bei einem Absinken unter 50–80 mg% drohende Blutungskomplikationen rechtzeitig zu erkennen. Durch systematische Beachtung dieser Untergrenze für Fibrinogen hat – insbesondere auch bei Urokinase-Lysen – Zimmermann therapiebedingte Blutungskomplikationen deutlich senken können.

Anpassung der Therapie an der Verlauf der Gerinnungsanalysen

Arnesen führt bei Streptokinase-Lysen unter Standard-Dosierung nur selten eine Anpassung durch. Eine Reduktion der Stundendosis erfolgt, wenn die Thrombinzeit jenseits des ersten Tages stark verlängert bleibt; eine Erhöhung der Dosis wird vorgenommen, wenn am ersten Behandlungstag die Thrombinzeit keine Verlängerung bietet.

Bachmann beginnt ebenfalls mit einer Streptokinase-Standard-Dosierung und nimmt im Verlauf der Behandlung in der Hälfte der Patienten eine Dosisanpassung vor: Erhöhung in 10% der Fälle, meist bei erhöhtem Antistreptokinasetiter. In 40% der Fälle wird eine Reduktion der Dosis auf etwa 50 000 IE/Std. erforderlich, wenn das Fibrinogen tiefer als 50 mg% absinkt.

Zimmermann führt schematische Dosierungen bei der Streptokinase-Therapie durch. Die Dosierung der Urokinase beträgt 250 000 IE Initialdosis mit anschließend 2000 IE/kg/h in Kombination mit Heparin 15–20 IE/kg/h. Wenn der Fibrinogenwert nach 12 bis 36 Stunden auf unter 100 mg% abgefallen ist, wird eine Reduktion der stündlichen Urokinase-Dosis um 30–50% erforderlich.

Martin dosiert Streptokinase schematisch in Standard-Dosis. Zusätzlich wird bei niedrigem antikoagulatorischem Effekt Heparin infundiert.

Niessner dosiert Streptokinase schematisch. Urokinase wird angepaßt an den Fibrinogenwert dosiert (siehe oben).

Theiss steuert eine Streptokinase-Therapie nach dem Ausfall der Thrombinzeit (siehe oben). Die Dosierung der Urokinase erfolgt schematisch mit 1 Mill. IE pro 24 Stunden bei einem erwachsenen Patienten.

Häufigkeit schwerwiegender Blutungskomplikationen

Zu diesem Thema wurden von Niessner vor allem die Auswertungen von Straub zitiert, der auf der Basis von 4500 Streptokinase-Lysen eine Letalität von 0–1,3% errechnet hat, und zwar mit einer durchschnittlichen Häufigkeit von 0,6%. Dabei bestand eine strenge Abhängigkeit zur Dauer der Therapie in dem Sinne, daß längere Behandlungen auch eine höhere Gefährdung des Patienten mit sich bringen. Kein Zusammenhang scheint dagegen zwischen der Komplikationsrate und dem Indikationsgebiet für eine Thrombolyse zu bestehen, so daß sich Patienten mit arteriellen und venösen Gefäßverschlüssen in dieser Hinsicht nicht unterscheiden. In den großen multizentrischen Studien lag die Häufigkeit tödlicher cerebraler Blutungen ebenfalls in einem Bereich um 0,7%.

Sehr umfangreiche Erfahrungen hat auch Martin sammeln können, der in erster Linie intracerebrale Blutungskomplikationen fürchtet und für wichtig hält. Blutungen traten in seinem etwas älteren Krankengut im Mittel mit 0,8% auf. Ältere Patienten waren stärker gefährdet als jüngere, wobei die Rate bei den über 65jährigen auf 3–4% ansteigen kann. Computertomographische Serienuntersuchungen haben allerdings ergeben, daß unter Umständen erhebliche cerebrale Defekte durch vorausgehende Apoplexien vorliegen können, ohne daß es vermehrt zu intracerebralen Blutungen kommen muß. Aus diesen Gründen wird ein anamnestischer Schlaganfall, der nicht gerade kürzlich stattgefunden hat – bei einer für die Erhaltung einer Extremität erforderlichen Fibrinolyse nicht als Kontraindikation angesehen.

Nach den Erfahrungen von Theiss kommt es bei mehrtägigen Lysen mit Streptokinase in etwa 10% zu einem Behandlungsabbruch wegen schwerwiegender, aber letztlich folgenloser Blutungskomplikationen, in etwa 1% zum letalen Ausgang.

Zimmermann wies darauf hin, daß aufgrund seiner umfangreichen Erfahrungen die Urokinase-Therapie wesentlich besser vertragen wird als Streptokinase und daß die Nebenwirkungsrate deutlich tiefer liegt. Unter Urokinase mußten lediglich 2% aller Behandlungen abgebrochen werden, während die Vergleichsrate bei Streptokinase um 14% betrug. Die Thrombolyse mit Hilfe der Urokinase wird demnach nurmehr als mäßig aggressive Therapie angesehen.

Zusammenfassend liegt somit die zum Therapieabbruch zwingende Komplikationsrate bei Streptokinase-Langzeitlysen in einer Größenordnung von 10–15%, letale Komplikationen werden bei fast 1% der behandelten Patienten beobachtet. Fast ausschließlich handelt es sich dabei um Hirnblutungen. Es bestehen eindeutige Beziehungen zur Dauer einer fibrinolytischen Therapie und zum Lebensalter des Patienten; keine Beziehungen bestehen dagegen zur Indikation einer fibrinolytischen Therapie, d.h. zur venösen oder arteriellen Vorschädigung. Die bisherigen Erfahrungen lassen schon jetzt den Schluß zu, daß die Urokinase-Therapie mit einer geringeren Quote an Nebenwirkungen behaftet ist. Eine abschließende Bewertung der Urokinase-Therapie unter diesem Gesichtspunkt ist aber noch nicht möglich, da die Dosierungsfragen noch nicht vollständig geklärt sind.

Zukünftige Entwicklung

Die wichtigste Entwicklung auf dem Gebiet der fibrinolytischen Therapie ist der sogenannte Gewebeaktivator, der in Kürze für erste klinische Erprobungen zur Verfügung stehen wird. Besondere Eigenschaften dieses Enzyms sind seine absolut fehlende Antigenität und seine Substratspezifität für Fibrin, auf dessen Oberfläche er Plasminogen in Plasmin etwa 500mal effizienter umwandelt. Erste Schritte in Richtung einer ausschließlich lokalen Lyse bei systemischer Applikationsform sind damit getan. Von deutlich geringerer Bedeutung sind die Entwicklungen des Schweine-Plasmins und des acylierten Plasminogen-Streptokinase-Komplexes, die in der Praxis bisher keinen wesentlichen Fortschritt gegenüber der konventionellen Therapie mit Streptokinase darstellen (Bachmann).

Sachverzeichnis – Subject Index

U

V